SU HOMBRO DOLOROSO

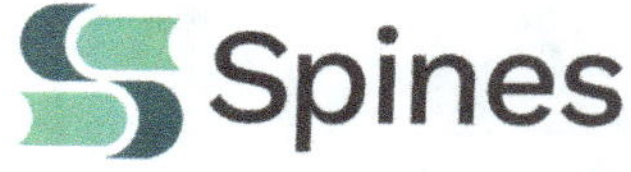
Spines

SU HOMBRO DOLOROSO

UNA GUÍA PARA EL PACIENTE SOBRE DIAGNÓSTICO Y TRATAMIENTO

DANIEL M. SILVER, M.D.

CIRUJANO ORTOPÉDICO

ÍNDICE

INTRODUCCIÓN

En la sociedad activa hay muchas lesiones deportivas, actividades y otras condiciones que afectan a todos nuestros cuerpos y especialmente a nuestras articulaciones. Como cirujano ortopédico he visto miles de pacientes de todas las edades. La mayoría de las personas no tienen comprensión de sus lesiones o la causa del dolor que están sufriendo.

Mi propósito al escribir este libro es desde la perspectiva de un Cirujano Ortopédico con 43 años de práctica informar a los atletas y otros sobre los daños que se han hecho tanto anatómicamente como fisiológicamente a sus cuerpos.

Se han perdido funciones. Mi objetivo es mostrarles cómo corregimos estas cosas usando primero los métodos más conservadores y luego avanzando a la cirugía si es necesario. No se puede enfatizar lo suficiente que la fisioterapia es extremadamente importante desde el comienzo del tratamiento hasta el final.

Es necesario realizar imágenes de rayos X y resonancia magnética para el diagnóstico. Después de describir cómo se logra un diagnóstico preciso, presento un plan para el tratamiento conservador, terapia y en muchos casos corrección quirúrgica de las lesiones o condiciones.

Espero que este libro informe al lector lo suficiente como para tomar decisiones informadas con su cirujano ortopédico y otros proveedores. Detallaré, en muchos casos, los procedimientos quirúrgicos así como el seguimiento y la fisioterapia necesarios para obtener resultados óptimos. Ahora veamos la anatomía involucrada.

Este libro es el primero de una serie de áreas del cuerpo que cubrirá el Dr. Silver y está centrado en la articulación del hombro. La anatomía de los huesos, músculos, ligamentos, más estructuras neurovasculares será ilustrada y discutida en detalle. Luego, paso a paso, tomaremos varios diagnósticos, los explicaremos en detalle y cubriremos las opciones de tratamiento incluyendo resultados, riesgos y complicaciones potenciales.

En este libro responderé preguntas que debería hacerle a su cirujano ortopédico, por ejemplo:

1. ¿Cuál es la naturaleza exacta de mi problema de hombro?
2. ¿Por qué se recomienda la cirugía?
3. ¿Cuáles son los riesgos y beneficios específicos de la cirugía recomendada?
4. ¿Cuál es el tiempo esperado de recuperación?
5. ¿Qué tipo de rehabilitación será necesaria?
6. ¿Cuáles son las complicaciones potenciales y cuán comunes son?
7. ¿Cuáles son las alternativas a la cirugía y cuáles son sus tasas de éxito?

¡Bienvenido a!

Su Hombro Doloroso

Una Guía para el Paciente sobre el Diagnóstico y Tratamiento

1 ANATOMÍA Y BIOMECÁNICA DEL HOMBRO

El hombro es una articulación compleja con varias estructuras que trabajan juntas para proporcionar un amplio rango de movimiento. El hombro ayuda a colocar el brazo y la mano en la posición adecuada en el espacio para agarrar o levantar objetos con la mano. A continuación se presenta una explicación de la anatomía de la región del hombro seguida de una discusión sobre la biomecánica y la función del hombro.

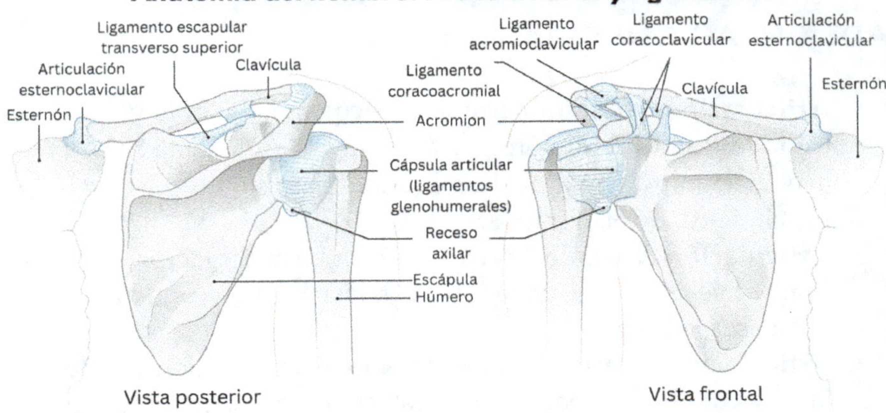

Figura 1.1 Anatomía Ósea

HUESOS

1. **Clavícula** (también llamada el hueso del collar): El hueso que conecta el omóplato con el esternón o el hueso del pecho. Forma una conexión desde la zona del hombro hasta el centro del esqueleto a través de la caja torácica.
2. **Escápula** (también llamada el omóplato): El hueso triangular que se encuentra en la parte posterior de la caja torácica y tiene muchas inserciones musculares integrales para el movimiento del hombro. También tiene una superficie articular (de contacto con la articulación) llamada glenoide que sirve como la porción de la cavidad en la disposición de bola y cavidad con la cabeza del húmero para la rotación del brazo. También hay una proyección ósea en el punto del hombro llamada acromion que tiene muchas inserciones musculares como el músculo Deltoides.
3. **Húmero:** El hueso de la parte superior del brazo. Tiene una bola en la parte superior llamada cabeza del húmero. Hay muchas inserciones musculares en este hueso que rotan y abducen (levantan lejos del cuerpo) el brazo desde el costado. También hay una superficie articular muy suave en la cabeza del húmero que se mueve como parte de la articulación de bola y cavidad con el glenoide (la copa en la escápula)

ARTICULACIONES

1. **Articulación Glenohumeral:** La articulación de bola y cavidad donde el húmero encaja en la escápula. Esta es la articulación principal del hombro que permite un movimiento de 360 grados.
2. **Articulación Acromioclavicular (AC):** La articulación donde la clavícula se encuentra con el acromion (una parte de la escápula).
3. **Articulación Esternoclavicular (SC):** La articulación donde la clavícula se encuentra con el esternón de la caja torácica.

4. **Articulación Escapulotorácica**: Una articulación funcional donde la escápula se desliza sobre la caja torácica.

MÚSCULOS

1. **Deltoides**: El gran músculo triangular que cubre la articulación del hombro.
2. **Músculos del Manguito Rotador**: Cuatro músculos (Supraespinoso, Infraespinoso, Redondo Menor y Subescapular) que estabilizan el hombro.
3. **Trapecio**: Un gran músculo que se extiende por la espalda y el cuello como un chal colocado sobre los hombros y la parte superior de la espalda.
4. **Pectoral Mayor**: El músculo del pecho que ayuda con los movimientos del hombro en la dirección frontal.

TENDONES Y LIGAMENTOS

Anatomía del hombro. Músculos del manguito rotador

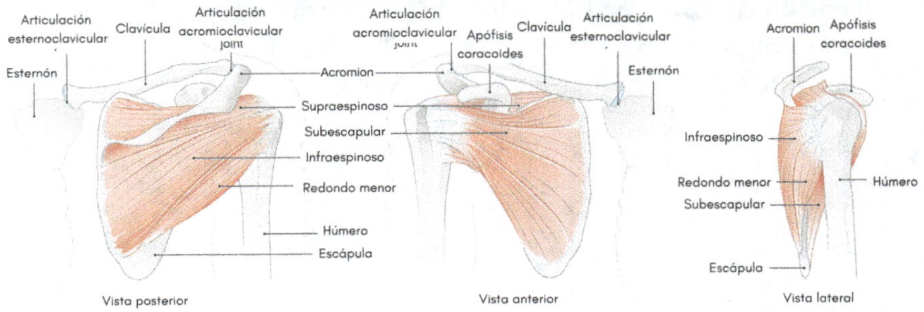

Fig.1. 2 Músculos, Tendones y Ligamentos

1. **Ligamento Coracoclavicular**: Conecta el proceso coracoide de la escápula con la clavícula. Este ligamento está unido al proceso coracoide de la escápula y se conecta a la parte inferior de la clavícula en dos partes: el conoide y el trapezoide. Estas dos porciones contribuyen al menos con 50 a 60% de la fuerza de la estabilidad acromioclavicular.

2. **Ligamento Acromioclavicular**: Conecta el extremo distal de la clavícula al acromion, que es una porción de la escápula. Este ligamento contribuye con 40 a 50% de la fuerza de la estabilidad acromioclavicular. En una lesión como una caída o un impacto en la articulación del hombro, este ligamento se desgarra primero en una separación AC antes de que el ligamento coracoclavicular se desgarre.

3. **Ligamentos Glenohumerales:** Estabilizan la articulación glenohumeral. Estos son engrosamientos en la cápsula de la articulación del hombro. Los principales engrosamientos de la cápsula son los ligamentos glenohumerales superior, medio e inferior.

4. **Ligamento Coracoacromial**: Conecta el proceso coracoide con el acromion y proporciona estabilidad anterior a la cabeza humeral en la fosa glenoidea.

5. **Tendones del Manguito Rotador:** Incluyen los tendones de cuatro músculos (supraespinoso, infraespinoso, redondo menor y subescapular) que estabilizan la articulación del hombro y permiten movimientos de rotación y elevación.

6. **Tendón del Bíceps:** El tendón de la cabeza larga del bíceps braquial también contribuye a la estabilidad del hombro al pasar por el surco bicipital del húmero.

BURSAS

Anatomía del hombro. Bolsas sinoviales y músculos

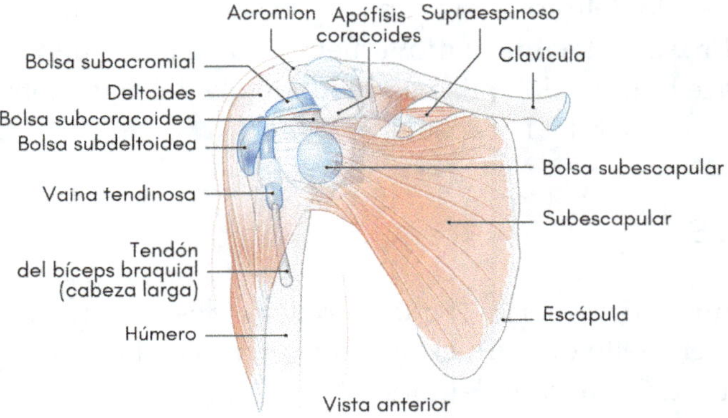

Fig. 1.3.1 Bolsa Subacromial

Articulación del hombro

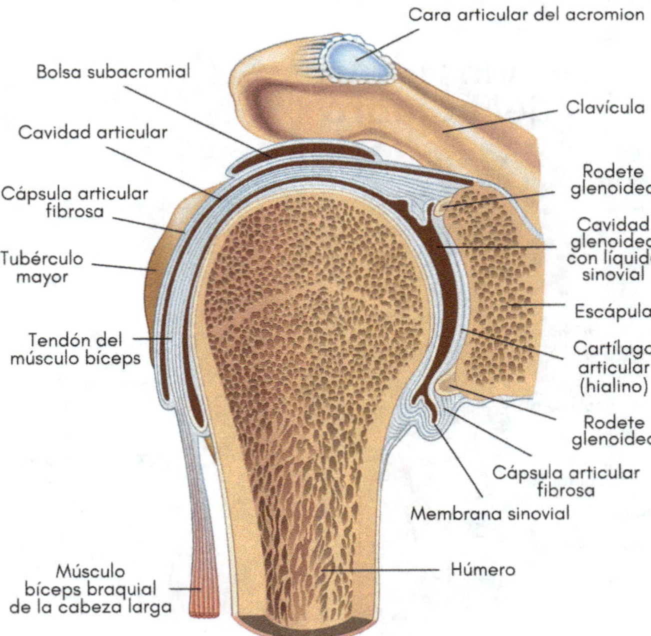

Fig. 1.3.2 Bolsa Subdeltoidea

1. **Bolsa Subacromial**: El saco lleno de líquido que reduce la fricción entre el acromion y los tendones del manguito rotador.
2. **Bolsa Subdeltoidea**: El saco lleno de líquido ubicado entre el músculo deltoides y la cápsula de la articulación del hombro. Esto facilita el movimiento suave permitiendo que la parte inferior del músculo deltoides se desplace sobre la cabeza humeral y la cápsula.

NERVIOS

1. **Nervio Axilar**: Inerva el músculo deltoides. Este nervio rodea el cuello del húmero y se encuentra en la parte inferior del músculo deltoides.
2. **Nervio Supraescapular**: Inerva los músculos supraespinoso e infraespinoso y se encuentra en la parte posterior de la escápula después de pasar a través de la escotadura de la escápula.

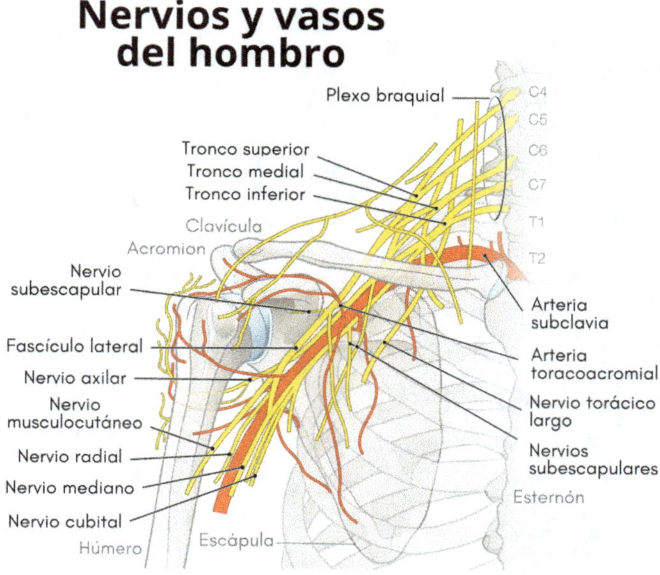

Fig. 1.4 Vasos Sanguíneos y Nervios

VASOS SANGUÍNEOS

1. **Arteria Axilar:** Esta arteria muy importante que suministra la totalidad de la extremidad superior viaja bajo la clavícula y es parte del paquete neurovascular en la axila (axila). Proporciona sangre al hombro, así como al brazo y la mano.
2. **Arteria Subclavia:** Esta arteria es la porción de la arteria principal hacia el brazo y la mano que está bajo la clavícula más proximalmente que la axila. Hay varias ramas de la Arteria Subclavia que suministran el hombro y la pared torácica. La arteria continúa como la arteria axilar más allá de la clavícula al entrar en el brazo medial al húmero.

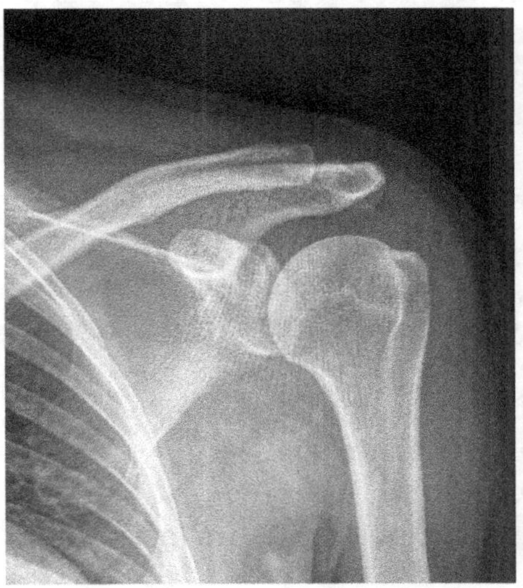

Fig. 1.5 Radiografía de Hombro AP y Axilar

LIGAMENTOS Y TENDONES:

- **Ligamentos Glenohumerales:** Proporcionan estabilidad al reforzar la cápsula articular. Los más significativos son los ligamentos glenohumerales superior, medio e inferior.
- **Ligamento Coracohumeral:** Proporciona estabilidad

adicional al conectar el proceso coracoides de la escápula al húmero.

- **Tendones del Manguito Rotador:** Incluyen los tendones de cuatro músculos (supraespinoso, infraespinoso, redondo menor y subescapular) que estabilizan la articulación del hombro y permiten movimientos de rotación y elevación.
- **Tendón del Bíceps:** El tendón de la cabeza larga del bíceps braquial también contribuye a la estabilidad del hombro al pasar por el surco bicipital del húmero.

MÚSCULOS:

- **Músculos del Manguito Rotador:** Proporcionan estabilidad dinámica y control de la articulación del hombro.
  - **Supraespinoso:** Abducción del brazo.
  - **Infraespinoso y Redondo Menor:** Rotación externa del brazo.
  - **Subescapular:** Rotación interna del brazo.
- **Deltoides:** Cubre el hombro y es responsable de la abducción del brazo. Mover el brazo lejos del cuerpo.
- **Pectoral Mayor y Menor:** Asisten en la flexión, aducción y rotación interna del hombro.
- **Latissimus Dorsi:** Involucrado en la extensión, aducción y rotación interna del hombro.
- **Trapecio, Elevador de la Escápula y Romboides:** Actúan sobre la escápula para permitir un movimiento completo del hombro.

BIOMECÁNICA Y FISIOLOGÍA

La articulación del hombro, también conocida como la articulación glenohumeral, es una de las articulaciones más complejas y móviles del cuerpo humano. Permite un amplio rango de movimiento en múltiples direcciones, lo cual es esencial para diversas funciones del miembro superior. El compromiso por esta articulación muy hipermóvil es cierto riesgo de inestabilidad. La estabilidad del hombro es una combinación de la fuerza muscular y la presencia de ligamentos y la fuerza capsular de la articulación glenohumeral del hombro.

BIOMECÁNICA:

- **Movimiento:** La articulación del hombro permite flexión, extensión, abducción, aducción, rotación interna, rotación externa y circunducción. La estructura de la articulación, con una fosa glenoidea poco profunda y una gran cabeza humeral, proporciona una movilidad extensa a expensas de la estabilidad inherente.
- **Estabilidad:** La estabilidad se logra a través de una combinación de estructuras estáticas (huesos, ligamentos, cápsula articular) y estructuras dinámicas (músculos, tendones). Los músculos del manguito rotador desempeñan un papel crucial en mantener la posición de la cabeza humeral dentro de la cavidad glenoidea, especialmente durante los movimientos del brazo.
- **Ritmo Escapulohumeral:** Se refiere al movimiento coordinado entre la escápula y el húmero durante el movimiento del hombro. Por cada 2 grados de elevación del húmero, hay aproximadamente 1 grado de rotación escapular, permitiendo un mayor rango de movimiento y estabilidad funcional.

INERVACIÓN:

- La articulación del hombro está principalmente inervada por el **plexo braquial**, que incluye nervios como el **nervio axilar**, el **nervio supraescapular** y el **nervio subescapular**. Estos nervios proporcionan inervación motora (movimiento) y sensorial (sensación) a los músculos y articulaciones del hombro.

SUMINISTRO VASCULAR:

- El suministro de sangre al hombro proviene de ramas de la **arteria subclavia** y la **arteria axilar**, incluyendo la **arteria supraescapular**, las **arterias circunflejas humerales** y la **arteria toracoacromial**.

FISIOPATOLOGÍA:

- **Inestabilidad:** Debido a su amplio rango de movimiento, el hombro es propenso a luxaciones y subluxaciones (parciales), a menudo resultado de trauma o actividades repetitivas por encima de la cabeza.
- **Lesiones del Manguito Rotador:** Desgarros o inflamación de los tendones del manguito rotador pueden provocar dolor, debilidad y limitación del rango de movimiento.
- **Síndrome de Pinzamiento:** Ocurre cuando los tendones del manguito rotador se comprimen durante el movimiento ascendente y hacia adelante del hombro, causando dolor e inflamación.
- **Artritis:** Cambios degenerativos en la articulación glenohumeral o acromioclavicular pueden llevar a dolor y rigidez. Este dolor puede variar de 3/10 a 10/10.

La estructura y función compleja de la articulación del hombro lo hacen versátil pero también susceptible a diversas lesiones y condiciones, especialmente en atletas o individuos que realizan actividades repetitivas por encima de la cabeza.

2 LESIONES DEL MANGUITO ROTADOR Y TRATAMIENTOS

INTRODUCCIÓN

EN ESTE CAPÍTULO VOY A DISCUTIR CÓMO DIAGNOSTICAR Y TRATAR ESTAS lesiones específicas, que van desde opciones conservadoras hasta quirúrgicas. Desde el comienzo de una evaluación de estas lesiones como Cirujano Ortopédico, siempre incluyo una historia clínica, examen físico, cualquier radiografía o pruebas de laboratorio que puedan ser necesarias para obtener un diagnóstico preciso antes de embarcarme en un plan de tratamiento. También discutiré mis hallazgos iniciales y el plan de tratamiento con el paciente. Considero los tratamientos que son más eficientes y seguros con el mejor resultado para mis pacientes en cada caso. Comencemos.

DESCRIPCIÓN DE LA LESIÓN

Las lesiones en el hombro pueden ser un evento único o podrían ser debido a trauma repetitivo a lo largo del tiempo, todos afectando a los músculos y tendones del manguito rotador en el hombro. También están los efectos del envejecimiento, así como el desgaste en el manguito rotador que no son el resultado de lesiones evidentes. A menudo, estas lesiones y condiciones pueden superponerse.

DESGARROS DEL MANGUITO ROTADOR

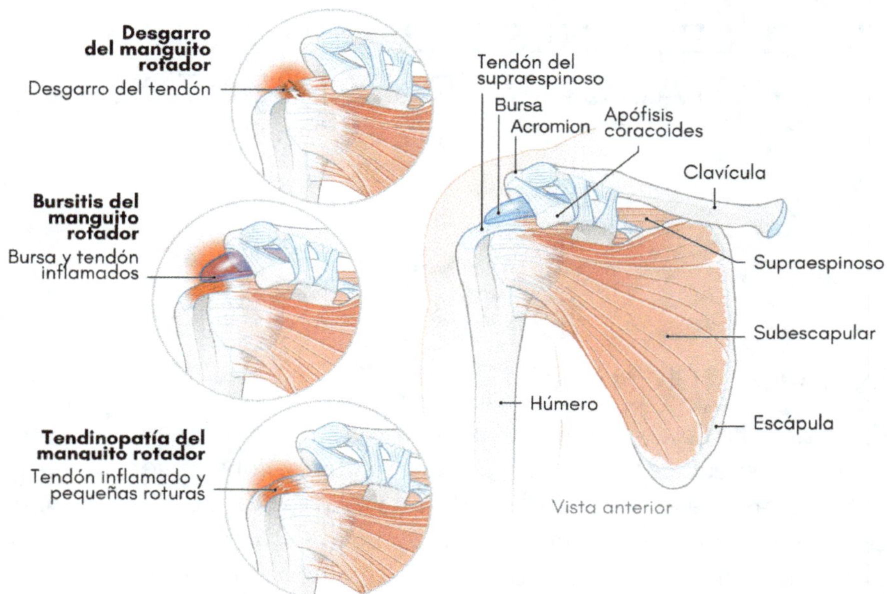

Fig. 2.1.1 Desgarro del manguito rotador

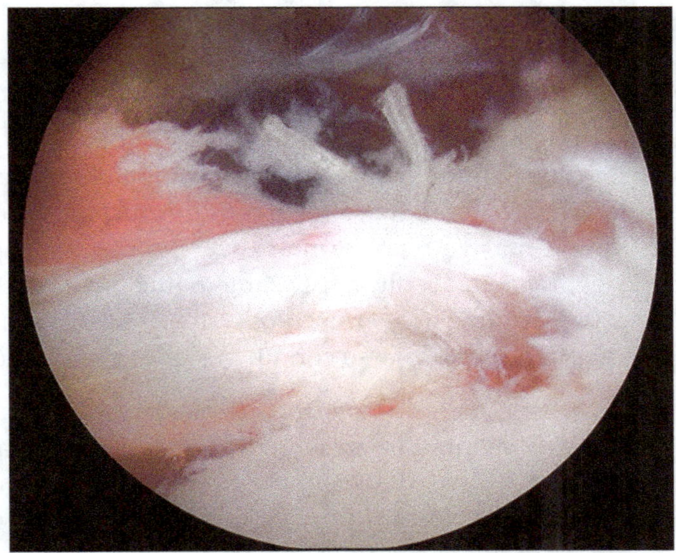

Fig. 2.1.2 Desgarro del Manguito Rotador

Descripción: Los desgarros del manguito rotador ocurren cuando los tendones que conectan los músculos del hombro al hueso se desgarran, a menudo debido a un estrés repetitivo o una lesión repentina. Los desgarros pueden ser muy pequeños o muy grandes, con todos los músculos y tendones desgarrados de la tuberosidad mayor (protuberancia donde se adhieren los tendones) del húmero. Al principio del análisis, una resonancia magnética puede confirmar fácilmente el tamaño y gravedad del desgarro.

Síntomas: Puede haber dolor al levantar o bajar el brazo en los desgarros del manguito rotador. También puede haber dolor en reposo o en ciertas posiciones, como por la noche cuando se intenta dormir del lado de la lesión del hombro o del lado opuesto. Alcanzar hacia adelante suele ser muy doloroso también. El dolor puede variar de 0/10 (sin dolor) a 10/10 (dolor severo). El movimiento del hombro con un desgarro del manguito rotador puede llegar a un dolor de 10/10, pero en reposo puede ser de 5/10 a 6/10.

La debilidad del hombro es muy común. Esto se asocia generalmente con el levantamiento en cualquier dirección. Solo el peso del brazo extendido puede ser muy doloroso con una gran debilidad. En mi experiencia, cuanto mayor es la debilidad, mayor es el desgarro, especialmente en las primeras etapas de evaluación dentro de aproximadamente tres a siete días después de la lesión. Si hay una debilidad masiva en el primer día y no se nota capacidad para levantar el brazo en absoluto, probablemente haya un desgarro completo masivo de todos los músculos y tendones del manguito rotador, lo cual puede confirmarse con una resonancia magnética.

Examen Clínico. Para determinar un diagnóstico de desgarro del manguito rotador y evaluar la gravedad del desgarro, realizo un examen clínico. Lo básico del examen es pedir al paciente que mueva el brazo por su cuenta si puede, pero generalmente el dolor limita el movimiento del paciente. Además, si el desgarro es grande, no podrán levantar el brazo en ninguna dirección.

Durante mi examen del paciente, palpo o toco los músculos involucrados, como el deltoides y los músculos del manguito rotador, con una cierta presión que provocaría un cierto nivel de dolor. Esto me ayuda a localizar dónde están desgarrados los músculos. Además, áreas específicas de sensibilidad profunda en la parte frontal de la articulación del hombro, así como en el área del espacio subacromial, indican otros diagnósticos específicos para mí.

Inyección Diagnóstica Durante muchos años de mi práctica, he utilizado la inyección anestésica como una herramienta de diagnóstico de la siguiente manera: inyecto una solución de Marcaina, Lidocaína y DepoMedrol (un derivado esteroide) al inicio del caso. Si el anestésico adormece el hombro y el paciente puede mover el brazo hacia arriba, esto es muy significativo. Esto significa que el paciente no movía el hombro debido al dolor. Si el paciente todavía no puede mover el hombro cuando está adormecido, entonces se debe a un desgarro masivo del manguito rotador. Sin embargo, si el paciente puede mover el hombro hacia arriba después de la inyección anestésica, este es un mejor pronóstico y el resultado será mejor y ocurrirá en un tiempo más corto.

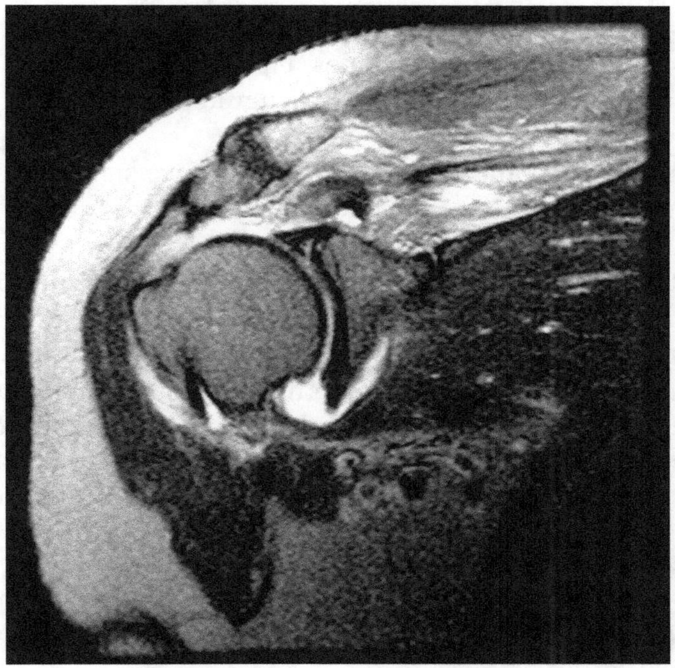

Fig. 2.2 RMN Desgarro del Manguito Rotador Más Artritis
A-C

Estudios de Imagen Los desgarros del manguito rotador se diagnostican principalmente en base a un examen clínico, pero considero que los estudios de imagen como la RMN o el ultrasonido son muy importantes para un diagnóstico preciso de desgarro del manguito rotador o incluso cuerpos sueltos o bursitis. Una RMN del hombro demuestra si hay un desgarro del manguito rotador. Si hay un desgarro grande con retracción, esto también puede demostrarse. La RMN se puede realizar con o sin un tinte, Gadolinium, que a veces se utiliza para aumentar el detalle de la imagen.

Análisis de Sangre Estos generalmente no se utilizan para diagnosticar directamente un desgarro del manguito rotador, sin embargo, se pueden ordenar estos análisis de laboratorio para descartar otras condiciones o evaluar la salud general del paciente.

Algunos análisis de laboratorio que podrían considerarse para condiciones metabólicas generales en el contexto de dolor de hombro o sospecha de desgarro del manguito rotador incluyen:

1. **Hemograma Completo (CBC):** Para verificar signos de infección, anemia u otras condiciones sistémicas que podrían causar o complicar el dolor de hombro.
2. **Proteína C-Reactiva (CRP) y Velocidad de Sedimentación Eritrocitaria (ESR):** Para evaluar la presencia de inflamación o infección, especialmente si hay preocupación por condiciones como artritis séptica u otras enfermedades inflamatorias.
3. **Factor Reumatoide (RF) y Anticuerpo Anti-Péptido Cíclico Citrulinado (Anti-CCP):** Para descartar artritis reumatoide si la presentación clínica sugiere una condición inflamatoria o autoinmune.
4. **Pruebas de Función Tiroidea:** El hipotiroidismo a veces se asocia con problemas musculoesqueléticos, incluido el dolor de hombro, y podría considerarse si hay otras indicaciones clínicas.

Estas pruebas generalmente son parte de un diagnóstico más amplio si la situación clínica no está clara o si el paciente tiene otros síntomas que sugieren una condición más sistémica.

La imagen por RMN y el examen físico definitivamente siguen siendo la piedra angular para diagnosticar un desgarro del manguito rotador.

DIAGNÓSTICO

Después de un ejercicio extenso, que incluye el examen físico y estudios especiales, se puede hacer un diagnóstico de desgarro del manguito rotador. Mi experiencia es que una vez realizado un diagnóstico preciso, se elabora un plan de tratamiento. Siempre he tratado al paciente de manera conservadora y luego, si se indica cirugía, esto se hace con el pleno consentimiento informado del paciente. Como médico, siempre tenía en mente "No Hacer Daño" al tratar a mis pacientes.

TRATAMIENTO CONSERVADOR

La primera evaluación del hombro debe ser el examen de fuerza, hinchazón y dolor. También se necesita probar el rango de movimiento inicialmente. Después de esta evaluación inicial, si es una lesión aguda dentro de las 24 a 48 horas, el tratamiento inicial es hielo, un rango de movimiento suave y descanso en un cabestrillo. También se deben comenzar antiinflamatorios en este momento. Ejemplos de estos antiinflamatorios no esteroides (AINE) son Naprosyn, ibuprofeno, Celebrex y muchos otros medicamentos de venta libre que no requieren receta.

El movimiento periódico es esencial, ya sea hecho por el paciente moviendo su propio hombro por sí mismo o teniendo a alguien en el hogar o un fisioterapeuta que mueva el hombro con ellos.

Después de las primeras 72 horas, generalmente el calor debería ayudar a reducir el dolor y la hinchazón mejor que el hielo. El calor fomenta el flujo sanguíneo para que acuda y elimine productos de la lesión y exceso de líquido tisular.

Si el examen físico indica que el paciente puede elevar activamente el brazo incluso ligeramente, esta es una buena señal para continuar con el tratamiento conservador.

TERAPIA FÍSICA

Un fisioterapeuta en esta etapa temprana sería extremadamente beneficioso para mantener el rango de movimiento del hombro del paciente. El terapeuta podrá mover el hombro más de lo que el paciente podría hacerlo por su cuenta. Este movimiento es muy suave pero completo y no solo mejorará el rango de movimiento, sino que también puede reducir el dolor, la hinchazón eventual y la función. La terapia física tres veces a la semana es ideal y puede llevar varias semanas o a veces meses alcanzar el rango completo de movimiento y la fuerza del hombro. Si hay un desgarro pequeño, esto junto con otros tratamientos conservadores puede ser suficiente para sanar el hombro.

Inyección de esteroides para lesión de hombro

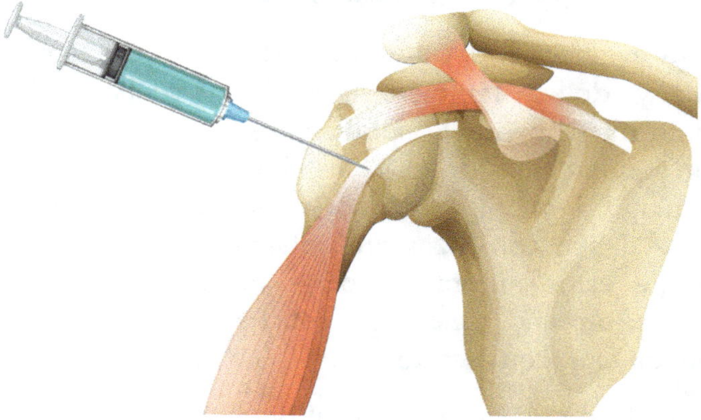

Fig.2.3 Inyección de Esteroides Subacromial

Inyecciones. También suelo usar inyecciones de corticosteroides mezcladas con anestésico local de corta y larga duración en el espacio subacromial. Estas inyecciones se han usado durante décadas con gran beneficio. Uno o dos disparos pueden ser curativos en un período de tres a cuatro semanas para desgarros pequeños. Los desgarros grandes no se curarán con simples inyecciones y fisioterapia. Después de tres meses de este tratamiento, si hay debilidad continua, limitación del rango de movimiento y dolor, entonces generalmente se requiere cirugía para corregir el problema. Primero se debe realizar una resonancia magnética antes de la cirugía para confirmar y estimar el tamaño del desgarro, así como la cantidad que se ha retraído.

RIESGOS DE LA SOBRE INMOVILIZACIÓN

Una palabra de precaución. Aunque se recomienda descansar usando un cabestrillo o un soporte para el hombro, esto no debe hacerse continuamente 24/7. Tener el hombro inmovilizado continuamente en esta posición durante semanas o meses llevará a rigidez y posiblemente incluso a un hombro congelado. Es mucho mejor que un terapeuta tres veces por semana mueva suavemente el hombro a través de la mayor amplitud posible sin lastimar demasiado al paciente. Si se puede mantener el rango de movimiento de esta manera, incluso si una persona necesita reparación quirúrgica, el resultado será mejor.

En la mayoría de los casos de desgarros del manguito rotador, como desgarros pequeños o incluso de tamaño mediano, puede haber un buen resultado con estas medidas conservadoras en un período de tiempo de dos a tres meses. Usualmente, si los desgarros son más problemáticos, más grandes, más dolorosos o el hombro se siente flojo, entonces se debe considerar la intervención quirúrgica.

TRATAMIENTO QUIRÚRGICO

REPARACIÓN DEL MANGUITO ROTADOR

En la mayoría de las reparaciones del manguito rotador hay varias opciones. Durante los últimos 35 años, la cirugía artroscópica ha estado disponible, permitiendo que las reparaciones del manguito rotador se realicen de forma artroscópica. Es menos invasivo, la cicatrización es más rápida y las cicatrices son menores. Estudios recientes han demostrado que cualquier reoperación que se necesite para las reparaciones del manguito rotador es menos frecuente si la cirugía se realiza de forma artroscópica en lugar de un procedimiento abierto. Dependiendo de la formación, experiencia y habilidad del cirujano, se recomienda la artroscopia sobre los procedimientos abiertos a menos que la condición del tejido sea pobre y se requiera sutura especial.

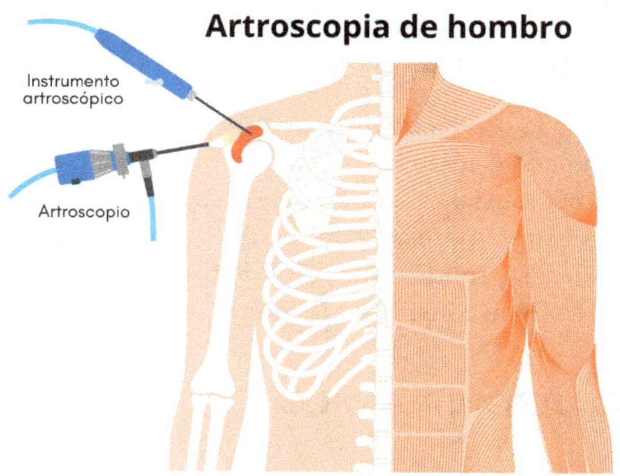

Fig.2.4.1 Configuración de Artroscopia de Hombro

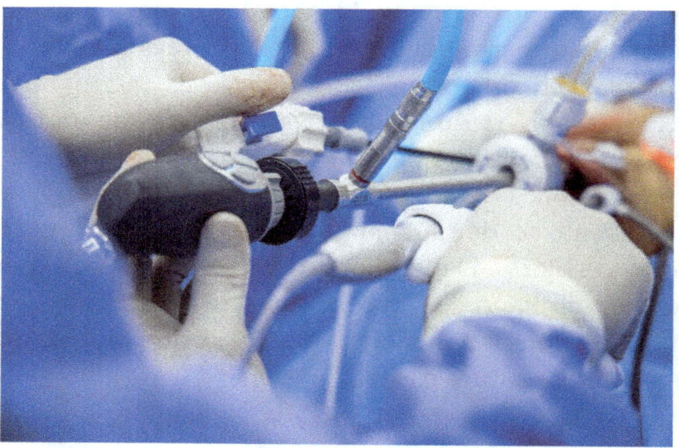

Fig. 2.4.2 Configuración de Artroscopia de Hombro

Artroscopia. Esta es una técnica que utiliza un tubo rígido pequeño que tiene fibra óptica para llevar la luz dentro de la articulación y una lente para ver el interior de la misma. Durante 46 años utilicé esta técnica que usaba un monitor de televisión e instrumentos quirúrgicos muy pequeños que son únicos para trabajar dentro de las articulaciones. En lo que respecta al hombro, las áreas de la articulación pueden visualizarse muy ampliadas. En el espacio subacromial donde el manguito rotador está rasgado, esta estructura puede visualizarse muy claramente y la sutura del manguito rotador así como la colocación de anclajes pueden lograrse de manera precisa y exitosa. **Fig. 2.4.2** Demuestra una configuración artroscópica que incluye el artroscopio, la configuración de fibra óptica, el monitor de televisión y la posición del paciente. También se muestran algunos de los instrumentos.

Como uno de los primeros artroscopistas en el sur de California, he estado realizando cirugía artroscópica desde 1978 como una parte primaria de mi práctica y la he utilizado cientos de veces en la cirugía de hombro. La técnica es algo difícil de aprender, especialmente en el hombro y requiere de entrenamiento especializado así como práctica repetitiva por parte del cirujano antes de emprender este procedimiento en pacientes.

TASA DE REOPERACIÓN

En un estudio realizado por Nircole M Truong et al, en Arthroscopy, Sports Medicine and Rehabilitation volumen 3 número 6 diciembre 2021, estudiaron a 534,076 pacientes diagnosticados con un desgarro completo del manguito rotador. El treinta y siete por ciento (37%) de estos pacientes se sometieron a una reparación y el 73% de estas fueron reparaciones artroscópicas. Además, el 27% fueron procedimientos abiertos y tenían más probabilidades de tener reoperaciones el 11.3% del tiempo. El grupo artroscópico tuvo reoperaciones en el 9.5% del tiempo y los pacientes que tienen entre 50 y 59 años tuvieron la mayor tasa de reoperación, que fue del 14%. Ningún paciente menor de 40 años tuvo que ser reoperado. Su conclusión en este artículo fue que la cirugía artroscópica en una persona joven es más beneficiosa que en una persona mayor. Esto probablemente se deba a la calidad del tejido y la falta de artritis.

PASOS DE UNA REPARACIÓN ARTROSCÓPICA DEL MANGUITO ROTADOR

1. Preparación Preoperatoria:

- **Evaluación Médica**: El paciente se somete a una evaluación médica completa, incluyendo estudios de imagen (MRI, Rayos X) para evaluar la extensión del desgarro del manguito rotador.
- **Anestesia**: Se administra anestesia regional (bloqueo nervioso) o anestesia general al paciente, dependiendo de la preferencia del cirujano y del estado del paciente.

2. Posicionamiento del Paciente:

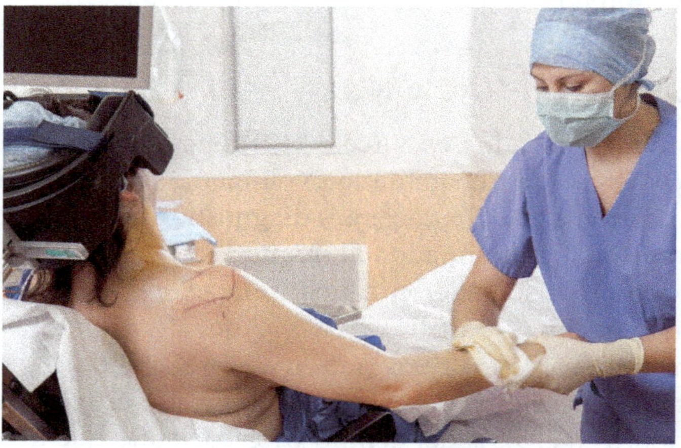

Fig. 2.5 Posición de Silla de Playa

- El paciente se coloca ya sea en la posición de silla de playa (semi-erguida) o en decúbito lateral (acostado de lado) para permitir un acceso óptimo al hombro. Mi preferencia es la posición de silla de playa, ya que todo me parece más anatómico.

3. Colocación de los Portales:

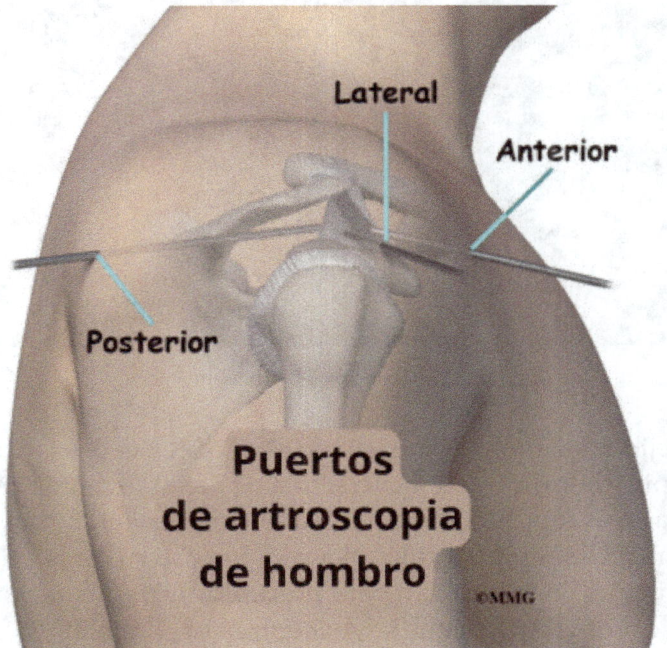

Fig. 2.6 Colocación del Portal

- Se realizan pequeñas incisiones (portales) alrededor del hombro para insertar los instrumentos artroscópicos. Usualmente se utilizan 3 portales: el posterior para la visualización y el lateral y anterior para operar con instrumentos muy pequeños.
- Una cámara conectada a la parte posterior del artroscopio se inserta a través de un portal para proporcionar una visión clara de la articulación del hombro en un monitor.

4. Inspección de la Articulación:

- El cirujano examina toda la articulación del hombro, incluidos los tendones del manguito rotador, el tendón del bíceps, el labrum y el cartílago, para identificar cualquier problema adicional.

5. Desbridamiento:

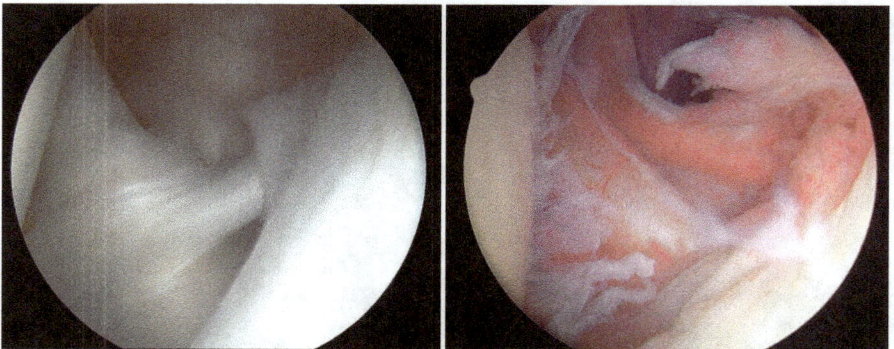

Fig. 2.7 Inspección y Desbridamiento

- El tejido dañado y deshilachado alrededor del desgarro se limpia (desbrida) con una cuchilla de afeitado motorizada para crear una superficie lisa para la reparación.
- También se eliminan cualquier espolón óseo u otras estructuras que impidan para prevenir futuras irritaciones. Los cuerpos sueltos que se encuentren se eliminan.

6. Preparación del Hueso:

- La huella del tendón del manguito rotador en el húmero (hueso del brazo superior) se prepara eliminando cualquier tejido blando restante y rugosidad de la superficie ósea para promover la curación.

7. Colocación del Ancla:

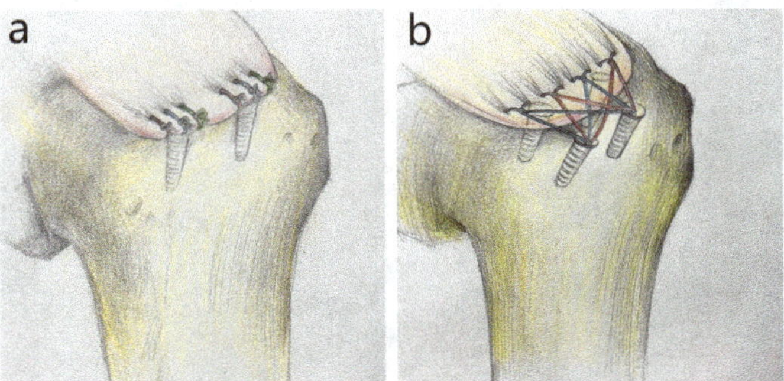

Fig. 2.8 Colocación del Anclaje

- Pequeños anclajes, hechos de metal o material bioabsorbible, se insertan en el hueso en el borde de la huella del manguito rotador. Estos anclajes tienen suturas adjuntas a ellos.

8. Suturar el Tendón

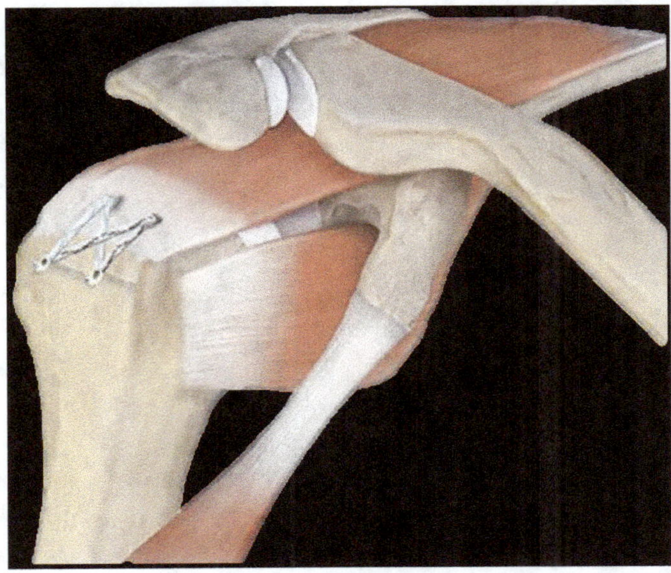

Fig. 2.9.1 Sutura de Tendón

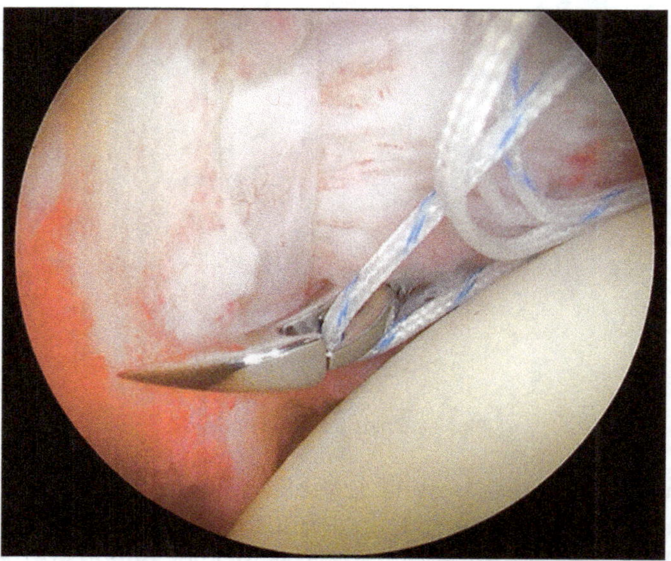

Fig. 2.9.2 Sutura de Tendón

Los tendones del manguito rotador son agarrados con instrumentos especializados.

- Las suturas de los anclajes se pasan a través del tendón en un patrón específico para asegurar una fijación segura.

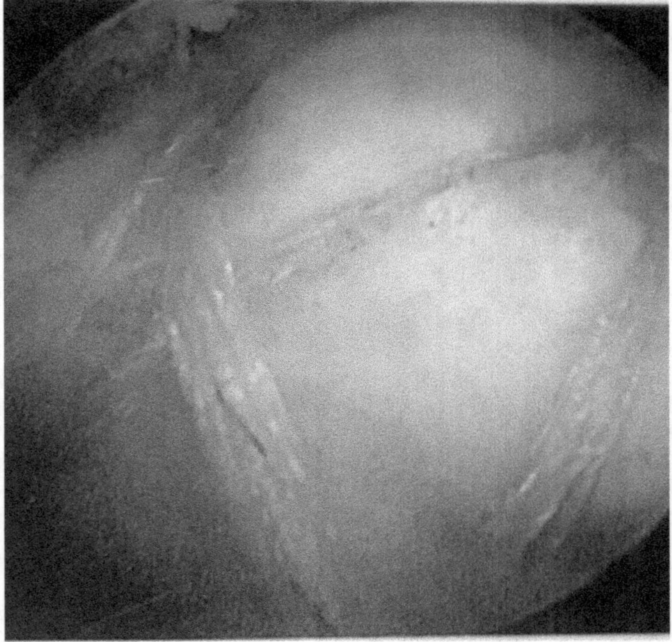

Fig. 2.9.3 Suturando Tendón

- Se atan las suturas para volver a unir el tendón a su sitio de inserción original en el hueso.

9. Inspección Final:

- El cirujano inspecciona el tendón reparado para asegurarse de que esté firmemente unido y correctamente alineado.
- Se realizan reparaciones adicionales (por ejemplo, reparación del tendón del bíceps) si es necesario.

TIPOS DE ANCLAJES

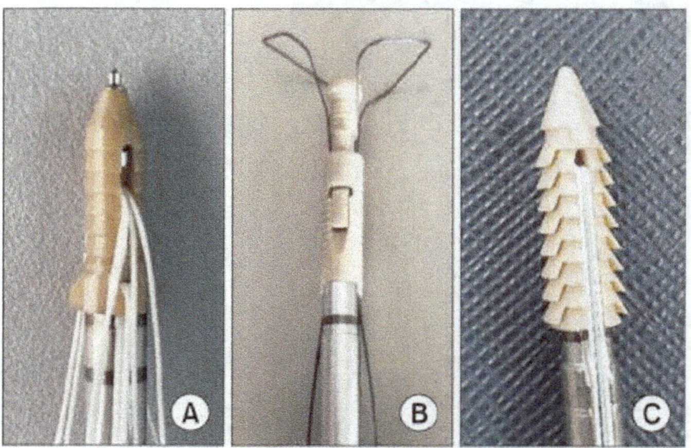

Fig. 2.10 Anclas Híbridas

10. Cierre:

- Se retiran los instrumentos artroscópicos.
- Las pequeñas incisiones se cierran con suturas o cinta quirúrgica.
- Se aplican apósitos estériles en los sitios de incisión.
- Se coloca una cabestrillo con almohada.

1. Anclas de Metal:

- **Material:** Generalmente hechas de titanio o acero inoxidable.
- **Ventajas:**
    - Fuertes y duraderas.
    - Alta visibilidad en rayos X y otras modalidades de imagen.
- **Desventajas:**
    - Presencia permanente en el cuerpo, que a veces puede causar irritación.
    - Potencial de interferencia con la resonancia magnética (MRI).

2. Anclas Bioabsorbibles:

- **Material:** Hechas de polímeros que se disuelven gradualmente y son absorbidos por el cuerpo con el tiempo.
- **Ventajas:**
  - No queda material extraño a largo plazo en el cuerpo.
  - Menor riesgo de irritación o complicaciones a largo plazo.
- **Desventajas:**
  - Potencial de reacciones inflamatorias a medida que el material se degrada.
  - Puede no ser tan fuerte como las anclas de metal inicialmente.

3. Anclas de PEEK (Polieter éter cetona):

- **Material:** Un tipo de plástico biocompatible conocido por su resistencia y estabilidad.
- **Ventajas:**
  - Alta biocompatibilidad con mínima respuesta inflamatoria.
  - Radiolucente (no aparece en los rayos X), lo cual puede ser una ventaja o desventaja dependiendo de la situación clínica.
- **Desventajas:**
  - Presencia permanente en el cuerpo.
  - Costo más alto en comparación con algunos otros materiales.

4. Anclas Todo-Sutura:

- **Material:** Compuestas completamente de material de sutura sin un cuerpo de anclaje sólido.
- **Ventajas:**
  - Minima remoción de hueso requerida para la inserción.
  - Menor riesgo de complicaciones relacionadas con el ancla.

- **Desventajas:**
  - Puede no ser adecuada para todo tipo de reparaciones, especialmente en hueso de baja calidad.
  - Limitada por la resistencia del material de sutura.

5. Anclas Híbridas

- **Material:** Combinan elementos de metal y materiales bioabsorbibles o de PEEK.
- **Ventajas:**
  - Buscan proporcionar un equilibrio de fuerza y biocompatibilidad.
  - Degradación gradual del componente absorbible mientras mantienen la fuerza de fijación inicial.
- **Desventajas:**
  - La complejidad en el diseño puede llevar a costos más altos.

FACTORES QUE INFLUYEN EN LA SELECCIÓN DE ANCLAS

- **Tipo de Reparación:** El procedimiento específico que se realiza (por ejemplo, reparación del manguito rotador, reparación del labrum) y la naturaleza de la lesión.
- **Calidad del Hueso:** La densidad ósea y la calidad del paciente pueden afectar la elección de la ancla, prefiriéndose materiales más fuertes para huesos más débiles.
- **Preferencia del Cirujano:** Los cirujanos pueden tener preferencias basadas en su experiencia y familiaridad con tipos específicos de anclas.
- **Factores del Paciente:** Alergias, sensibilidades y la salud general del paciente pueden influir en la elección de materiales.
- **Imágenes Postoperatorias:** Consideraciones para estudios de imagen futuros, como la necesidad de evitar artefactos metálicos en exploraciones de resonancia magnética (MRI).

Escoger el tipo correcto de ancla quirúrgica es crucial para el éxito de las cirugías de hombro. La decisión se basa en varios factores, incluyendo el tipo de lesión, consideraciones específicas del paciente y la experiencia del cirujano. Cada tipo de ancla tiene sus ventajas y posibles desventajas, y la elección debe hacerse en colaboración entre el cirujano y el paciente para asegurar el mejor resultado posible.

3 LUXACIÓN Y SUBLUXACIÓN DEL HOMBRO

La luxación del hombro ocurre cuando la cabeza del húmero se sale de la cavidad glenoidea o cavidad del hombro, y comúnmente se debe a una caída o golpe directo. Este deslizamiento puede ser anterior, que es el más común, posterior o inferior.

Esto es una emergencia ortopédica porque la presión sobre la arteria axilar ocurre cuando el hombro se luxa de esta manera.

El deslizamiento parcial de la cabeza del húmero fuera de la cavidad glenoidea se llama subluxación. La subluxación puede ser una molestia, pero por sí sola no es una emergencia. Después de subluxaciones repetitivas con dolor, puede ser lo suficientemente grave como para realizar una cirugía similar a la de una luxación de hombro.

Luxación de hombro

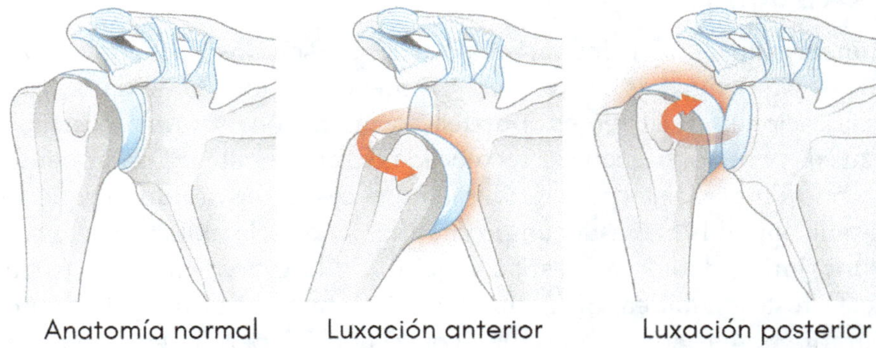

Fig. 3.1 Luxación Anterior de Hombro

Síntomas: Esta lesión es extremadamente dolorosa 10/10, especialmente si ocurre por primera vez. El paciente tiene inmovilizada la articulación del hombro en varias posiciones, usualmente hacia abajo y hacia adelante. Hay algo de hinchazón y moretones, pero esto generalmente ocurre más tarde. Hay entumecimiento u hormigueo en la mano de inmediato.

Examen Clínico. Cuando examino a un paciente por dislocación, usualmente es en el consultorio o en la sala de emergencias y la posición del brazo está fijada generalmente en una posición hacia abajo e interior que es muy dolorosa 10/10 y puede haber incluso algún problema circulatorio y entumecimiento de la mano y el antebrazo. Para un ortopedista experimentado como yo, es un diagnóstico obvio y debe abordarse rápidamente. Si es la primera vez que se disloca, es una situación mucho más dolorosa y difícil de corregir que para alguien que ha tenido dislocaciones recurrentes.

DIAGNÓSTICO

La evaluación clínica complementada por RMN de rayos X y la historia clínica lleva en la mayoría de los casos a un diagnóstico de subluxación o dislocación recurrente. Ahora que se ha realizado un diagnóstico, podemos proceder con el tratamiento de la condición.

TRATAMIENTO

Conservador Las primeras dislocaciones son las más dolorosas 10/10 y peligrosas y deben ser atendidas de inmediato. Las dislocaciones recurrentes pueden ocurrir con síntomas menos agudos pero aún deben ser recolocadas rápidamente. El tratamiento de un hombro dislocado agudamente necesita ser rápido porque la circulación al brazo está comprometida. La arteria axilar suele estar comprimida debido al desplazamiento de la cabeza humeral fuera de la fosa glenoidea. Si la circulación se corta al brazo y la mano durante demasiado tiempo, hay consecuencias permanentes. Por lo tanto, se debe actuar rápidamente. Usando el método estándar de tracción con el brazo hacia afuera, se envuelve una sábana alrededor del pecho tirada por otro proveedor. El cirujano agarrando el antebrazo y la mano con tracción constante (y leve sedación) hará que la cabeza humeral regrese a la glenoidea. Esto es poner la bola de nuevo en la cavidad. Se deben tomar radiografías después de este procedimiento para asegurarse de que no se hayan causado fracturas.

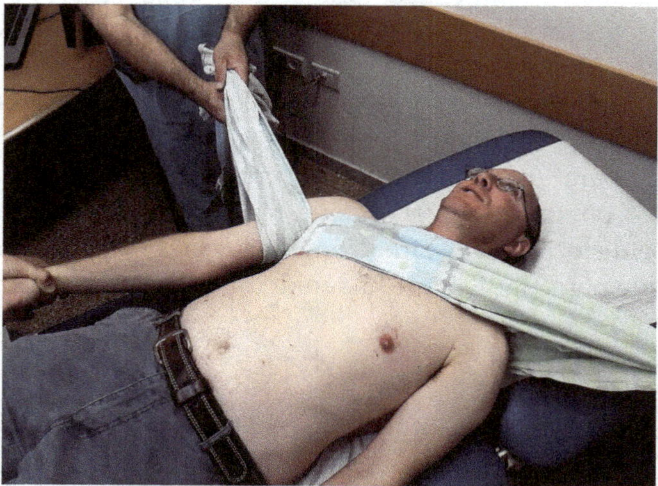

Fig. 3.2 Reducción de un Hombro

Por lo general, la cabeza humeral volverá al glenoide. La mayoría de las veces, se requiere un sedante para relajar al paciente y los músculos. Ocasionalmente, se requiere un anestésico general. Como se ilustra arriba, generalmente se requieren dos personas para recolocar la cabeza humeral: una estabiliza el pecho y el tronco y la otra tira del brazo lateralmente. Esta es una técnica estándar utilizada en salas de emergencia o en la consulta. Otras opciones para reducir una dislocación anterior son tirar y rotar internamente la cabeza humeral en su lugar. Esto se llama la maniobra de Kocker.

En la mayoría de los casos de dislocación por primera vez, el paciente no necesita cirugía. Después de que el hombro ha sido recolocado, se aplica un cabestrillo y se administran analgésicos. El paciente permanece en un cabestrillo durante tres a cuatro semanas para que la cápsula anterior pueda sanar. Luego se comienza con movimientos suaves. El proceso para recuperar totalmente el movimiento suele durar aproximadamente de 6 a 8 semanas.

En los casos de dislocación recurrente (donde alguien tiene dislocaciones frecuentes del hombro), una persona no médica familiarizada con lesiones deportivas puede manipular el brazo para volver a colocarlo en el campo deportivo o en la pista de hielo donde ocurre la dislocación.

Terapia física. Después de que el hombro es recolocado, generalmente debe mantenerse de 6 a 8 semanas; algunos cirujanos prefieren mantenerlo solo de tres a cuatro semanas. Una vez que el cirujano considera que la reparación está completa y la curación es total, se necesita terapia física. La terapia física implica un rango de movimiento suave por parte de un fisioterapeuta y fortalecimiento, y eventualmente el paciente a lo largo de varias semanas, a veces meses, recuperará el rango completo de movimiento y fuerza del hombro y el brazo. Un terapeuta podría usar pesas ligeras, Theraband y manipulación manual para ayudar en el rango de movimiento y fortalecimiento en el paciente.

Tratamiento quirúrgico. En la mayoría de los casos de dislocación por primera vez, el paciente no necesita cirugía. Sin embargo, en casos donde una persona atlética muy joven tiene una dislocación inicial por trauma, anticiparía que habría futuras dislocaciones repetidas y que el paciente debería considerar cirugía después de la primera dislocación.

Ha habido estudios a lo largo de los años en algunos países europeos, en los que se ha realizado una estabilización temprana con una grapa en el glenoide después de una primera dislocación en mineros que sufrieron una alta tasa de primeras dislocaciones. Esta situación es inusual en los Estados Unidos.

Lo más común en EE.UU. es que después de varias dislocaciones, una persona necesita cirugía. Dependiendo de la experiencia del cirujano ortopédico, se puede realizar una colocación artroscópica de una grapa o tornillo en el hueso glenoideo anterior. Antes de la cirugía artroscópica, este procedimiento se haría abiertamente a través de una incisión de aproximadamente 4 pulgadas, lo que también daba resultados satisfactorios. Hay cirujanos que hoy se sienten más cómodos con este procedimiento abierto. Los resultados de la cirugía pueden ser buenos a excelentes de cualquier manera que se realice.

A continuación, se presenta una descripción general de los pasos involucrados en una reparación artroscópica de Bankart.

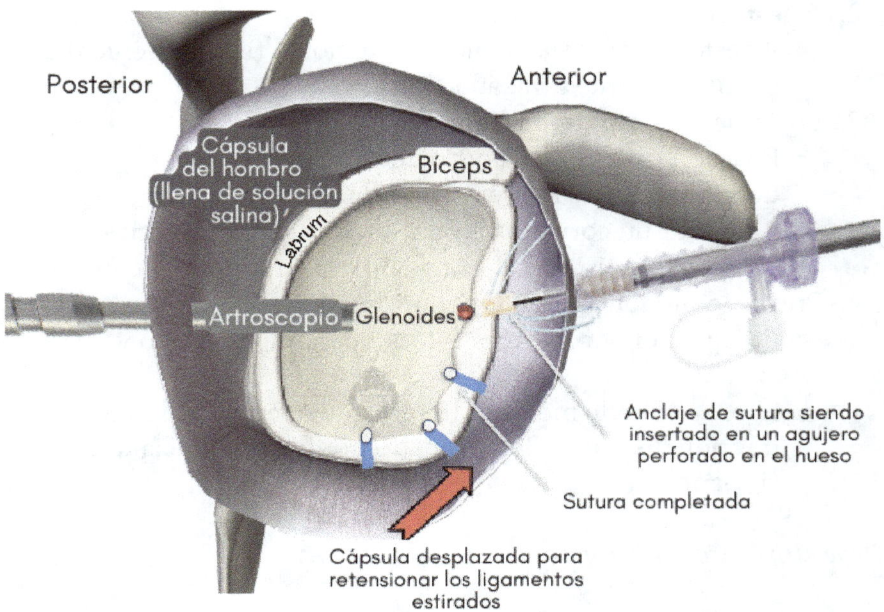

Fig. 3.3 Reparación de Bankart del Labrum

PARA LUXACIONES RECURRENTES

REPARACIÓN DEL HOMBRO DE BANKART (ARTROSCÓPICA) - PROCEDIMIENTO QUIRÚRGICO Y PREPARACIÓN

Preparación Preoperatoria:

1. **Evaluación del Paciente:**
   - Historia detallada y examen físico.
   - Imágenes: Resonancia magnética o tomografía computarizada para evaluar el alcance de la rotura labral y lesiones asociadas (p. ej., Bankart óseo, lesión de Hill-Sachs).
   - Discutir riesgos, beneficios y rehabilitación postoperatoria con el paciente.

2. **Anestesia:**
   - Anestesia general con bloqueo regional (interscalénico) es comúnmente utilizada.
3. **Posicionamiento del Paciente:**
   - Posición de silla de playa o decúbito lateral, dependiendo de la preferencia del cirujano.
   - Asegurar un correcto acolchado de las prominencias óseas y asegurar la cabeza y la parte superior del cuerpo.
4. **Preparación del Campo Operatorio:**
   - Preparación y cobertura estéril del hombro, brazo y axila.
   - El brazo puede moverse libremente o mantenerse en tracción. Esto está determinado por la preferencia del cirujano.

Procedimiento Quirúrgico:

1. **Colocación de Portales:**
   - **Portal Posterior:** Portal principal de visualización, colocado 2-3 cm inferior y medial a la esquina posterolateral del acromion.
   - **Portal Anterior Superior:** A través del intervalo rotador para instrumentación.
   - **Portal Anterior Inferior:** Justo por encima del tendón subescapular para acceso directo al labrum anteroinferior.
2. **Artroscopia Diagnóstica:**
   - Se realiza una evaluación sistemática de la articulación glenohumeral, incluyendo la inspección del labrum, cápsula, tendón bicipital, manguito rotador y superficies articulares.
3. **Preparación del Borde Glenoideo:**
   - Se desbrida el borde glenoideo utilizando un shaver o burr para crear una superficie ósea sangrante para una mejor cicatrización.
   - Se desbrida cualquier tejido labral suelto o deshilachado, dejando suficiente labrum sano para su reimplantación.

4. **Colocación de Anclas:**
   - Típicamente, se colocan 3-4 anclas de sutura a lo largo del borde glenoideo anteroinferior.
   - Las anclas se espacian a 1 cm de distancia desde las posiciones de las 5 en punto a las 3 en punto (hombro derecho).
   - Utilizar una guía de perforación para insertar las anclas, asegurándose de que estén bien asentadas en el hueso.

5. **Reparación del Labrum:**
   - Pasar las suturas de las anclas a través del labrum utilizando un dispositivo pasador de sutura.
   - Puede usarse una técnica de nudo simple o sin nudos dependiendo de la preferencia del cirujano.
   - El labrum se reimplanta de forma segura al borde glenoideo, asegurando una restauración anatómica del complejo capsulolabral.

6. **Desplazamiento Capsular (si es necesario):**
   - Si hay redundancia capsular o inestabilidad, se puede realizar un desplazamiento capsular avanzando la cápsula superiormente.

7. **Cierre:**
   - Los portales se cierran con suturas.
   - Se irriga bien la articulación para eliminar cualquier residuo suelto.

8. **Vendaje Postoperatorio e Inmovilización:**
   - Se aplican vendajes estériles.
   - El hombro se coloca típicamente en un cabestrillo con el brazo en ligera abducción y rotación interna.

Cuidado Postoperatorio:

1. **Manejo del Dolor:**
   - Bloqueo regional combinado con analgésicos orales.
   - Medicamentos antiinflamatorios según sea necesario.

2. **Rehabilitación:**
   - **Fase 1 (0-4 semanas):** Inmovilización con ejercicios de rango de movimiento pasivo limitados.

- **Fase 2 (4-8 semanas):** Aumento gradual en el rango de movimiento, evitando una rotación externa excesiva.
- **Fase 3 (8-12 semanas):** Ejercicios de fortalecimiento centrados en el manguito rotador y estabilizadores escapulares.
- **Fase 4 (3-6 meses):** Regreso a actividades específicas del deporte y retorno gradual a la actividad completa.

3. **Seguimiento:**
   - Visitas de seguimiento regulares para monitorear el progreso y ajustar el protocolo de rehabilitación según sea necesario.
   - Se puede usar imagenología para evaluar la cicatrización y la posición de la reparación.

4 PINZAMIENTO DEL HOMBRO Y TENDINITIS DEL BÍCEPS

EL PINZAMIENTO DEL HOMBRO OCURRE CUANDO LOS TENDONES DEL manguito rotador y las bursas son comprimidos durante los movimientos hacia arriba del hombro, lo que generalmente se debe a actividades repetitivas por encima de la cabeza. La posición hacia adelante también es una posición muy común para el pinzamiento del hombro.

Síntomas. Dolor agudo al levantar el brazo hacia adelante o hacia los lados. Debido al dolor, también hay debilidad de los músculos, y levantar es difícil, especialmente moviéndose hacia adelante y hacia el lado. Hay un rango de movimiento limitado también debido al dolor y a la rigidez gradual de los tejidos por proteger el hombro del dolor. Sin movimiento a lo largo de todo el rango de movimiento debido al dolor, se produce cicatrización en la articulación, y a medida que la cicatrización avanza, la articulación se vuelve más rígida, y el movimiento se vuelve más doloroso y más restringido.

Tratamiento. Tratamiento no quirúrgico. Inicialmente reposo. Luego, gradualmente, la fisioterapia se centra en estiramientos y fortalecimiento. El objetivo en esta etapa temprana es mantener un rango de movimiento lo más cercano a completo posible sin causar demasiado dolor al paciente mientras esté despierto.

Se requiere medicación antiinflamatoria oralmente para reducir la inflamación. El hielo es útil después de una sesión de terapia. Las inyecciones de corticosteroides, junto con anestésicos de acción corta (1-2 hr.) y de larga (12-14 hr.) duración, son muy beneficiosas para eliminar el dolor severo durante la terapia de rango de movimiento. La inyección se coloca en el espacio subacromial donde ocurre la inflamación. Puede que se necesiten varias de estas inyecciones durante un año para eliminar permanentemente el problema y evitar cirugía.

Fisioterapia. La fisioterapia es extremadamente importante en la recuperación del rango de movimiento y fuerza en este tipo de condición. Un terapeuta experimentado usará el rango de movimiento pasivo, estiramiento, pesos ligeros y Theraband, todo con el propósito de mejorar la fuerza y el rango de movimiento del hombro. Dependiendo de la tolerancia del paciente al dolor y el grado de cicatrización e inflamación en el hombro, la fisioterapia puede tomar entre seis semanas y hasta seis meses para alcanzar el máximo beneficio. El paciente puede incluso necesitar analgésicos durante este período de fisioterapia para obtener un mejor beneficio de las sesiones.

Quirúrgico. Cuando los métodos conservadores no logran alcanzar un rango de movimiento relativamente completo sin dolor, entonces es apropiado recomendar intervención quirúrgica.

Bajo anestesia general, el brazo se manipula a lo largo de todo el rango de movimiento con crujidos y estallidos audibles y palpables. Este sonido es la ruptura del tejido cicatricial en el hombro. Este es un paso necesario, y aunque se logre un rango completo de movimiento, se hace cirugía para eliminar el exceso de tejido cicatricial, cauterizar el sangrado y, en la mayoría de los casos, eliminar algo de hueso del borde anterior del acromion y el borde lateral del acromion, así como adelgazar el hueso.

La descompresión quirúrgica del espacio subacromial mediante la eliminación de hueso con una fresa de las porciones anterior, lateral e inferior del acromion se realiza frecuentemente. Siempre se requiere anestesia general.

Este procedimiento quirúrgico, ahora siempre realizado artroscópicamente bajo visión directa, es muy exitoso cuando se necesita. Usualmente se requieren tres pequeñas punciones y solo se hace una pequeña sutura en cada una de las punciones. El hombro se hiela durante dos a tres días después del procedimiento y el movimiento se inicia dentro de horas. Posteriormente, mis pacientes usualmente trabajan con un fisioterapeuta tres veces a la semana hasta que se logra la mayoría del rango completo de movimiento. Rara vez hay complicaciones de la cirugía durante este procedimiento. A continuación, se detalla el desglose del procedimiento quirúrgico de la descompresión subacromial artroscópica.

Pinzamiento del Hombro

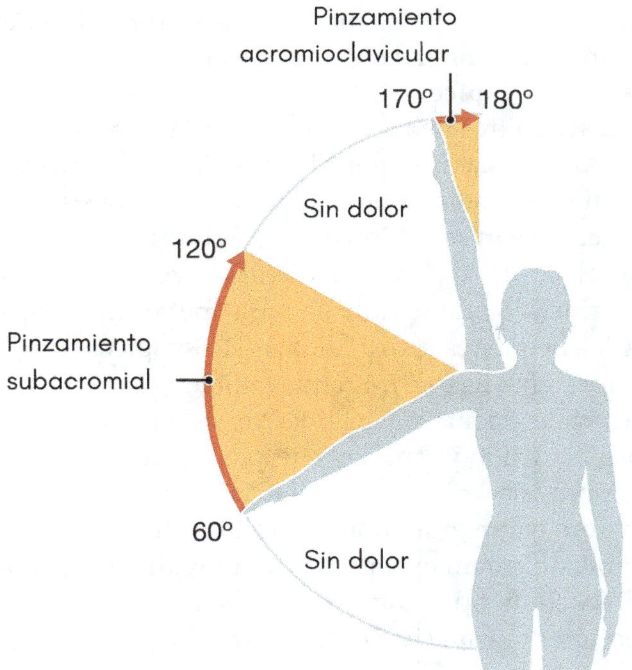

Fig. 4.1 Prueba de Arco Doloroso de Pinzamiento

Descompresión Subacromial Artroscópica (ASD) es un procedimiento quirúrgico mínimamente invasivo utilizado para tratar el síndrome de pinzamiento del hombro, una condición en la que los tendones del manguito rotador se irritan o comprimen al pasar por el espacio subacromial, el área entre el acromion (una proyección ósea en la escápula) y el manguito rotador.

1. **Anestesia:** Normalmente, se coloca al paciente bajo anestesia general o anestesia regional (por ejemplo, un bloqueo nervioso) para asegurar que no sienta dolor durante el procedimiento. Bajo anestesia general, el paciente debe ser intubado mientras está dormido.
2. **Posicionamiento del Paciente:**
   - Mis pacientes generalmente se colocan en la posición de silla de playa, que básicamente es estar sentado en una posición reclinada. La mayoría de los procedimientos que he realizado usaron anestesia general.
3. **Acceso Artroscópico:**
   - Se realizan tres pequeñas incisiones (portales) alrededor del hombro para permitir la inserción del artroscopio con una pequeña cámara adjunta. En los otros dos portales, se insertan instrumentos quirúrgicos. El portal posterior se usa para ver, mientras que los portales anterior y lateral se utilizan para operar utilizando varios pequeños instrumentos artroscópicos. Un instrumento es una fresa que también succiona partículas de hueso y tejido. Otro es un sujetador para sostener tejido y remover cuerpos sueltos. El artroscopio proporciona una vista ampliada de la articulación del hombro en un gran monitor de TV. Así que, con todo tan ampliado, en mi experiencia, es muy difícil pasar por alto cualquier patología o problema.
4. **Inspección del Espacio Subacromial:**
   - inflamación, espolones óseos u otras anomalías que contribuyan al pinzamiento.

Tendinitis calcificada y bursitis

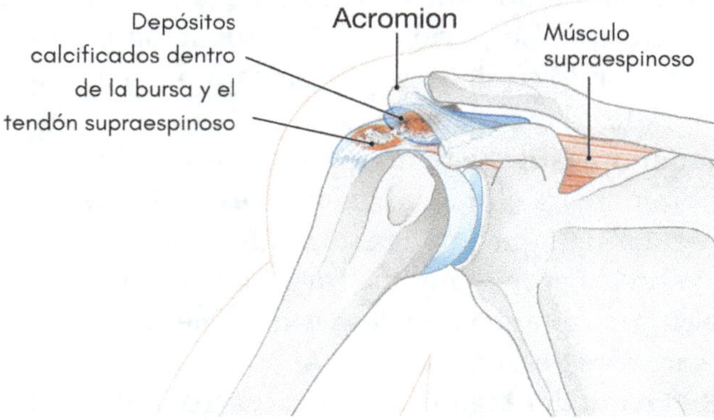

Fig. 4.2 Tendinitis Calcificada

- Se examinan minuciosamente los tendones del manguito rotador, la bursa (una bolsa llena de líquido) y el acromion. A menudo se encuentran depósitos de calcio y se eliminan **en este momento.**

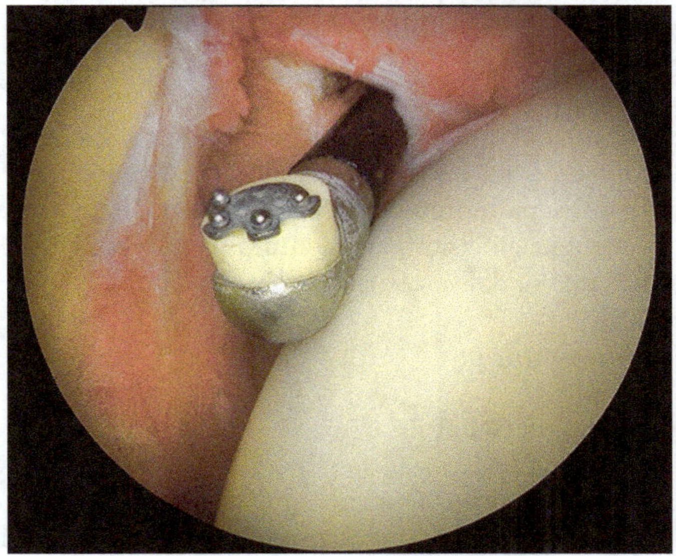

Fig. 4.3 Descompresión Subacromial Artroscópica

5. **Descompresión:**
   - **Desbridamiento Bursal:** Se elimina la bursa inflamada para crear más espacio en el área subacromial. Todo el tejido blando crudo se cauteriza para prevenir el sangrado y la recurrencia.
   - **Acromioplastia:** Se remodela la superficie inferior del acromion para eliminar cualquier espolón óseo o irregularidad que pueda estar causando pinzamiento. Esto suele hacerse con una fresa, una herramienta quirúrgica rotativa que desgasta el hueso mientras absorbe los desechos óseos.
   - **Liberación del Ligamento Coracoacromial:** En la mayoría de mis casos, el ligamento coracoacromial se libera parcialmente o se elimina si está contribuyendo al pinzamiento. En mis casos, esto siempre se realiza utilizando un cuchillo de corte por electrocauterio.

6. **Inspección Final:**
   - Después de la descompresión, el cirujano verifica nuevamente el espacio subacromial para asegurar un espacio adecuado para los tendones del manguito rotador y el movimiento suave de la articulación del hombro.

7. **Cierre:**
   - Se retiran el artroscopio y los instrumentos, y se irriga vigorosamente la articulación con una solución antibiótica para prevenir infecciones. Luego, se cierran las pequeñas incisiones con suturas o tiras estériles. Se aplica un vendaje estéril al hombro.

Cuidado Postoperatorio:

- **Recuperación y Rehabilitación:**
  - El cuidado postoperatorio generalmente incluye fisioterapia para restaurar el movimiento y la fuerza del hombro. El paciente puede necesitar usar un cabestrillo inicialmente para proteger el hombro, pero generalmente

puede comenzar con ejercicios suaves poco después de la cirugía. Esto es altamente recomendable.

- La recuperación completa puede llevar varias semanas o meses, dependiendo de la gravedad del pinzamiento y la respuesta individual a la terapia y la tolerancia al dolor durante la terapia.

- **Resultado:**
  - La mayoría de los pacientes experimentan un alivio significativo del dolor y una mejora en la función del hombro después de la ASD. Sin embargo, el éxito de la cirugía también depende de factores como el grado de daño del manguito rotador y la adherencia del paciente a los protocolos de rehabilitación.

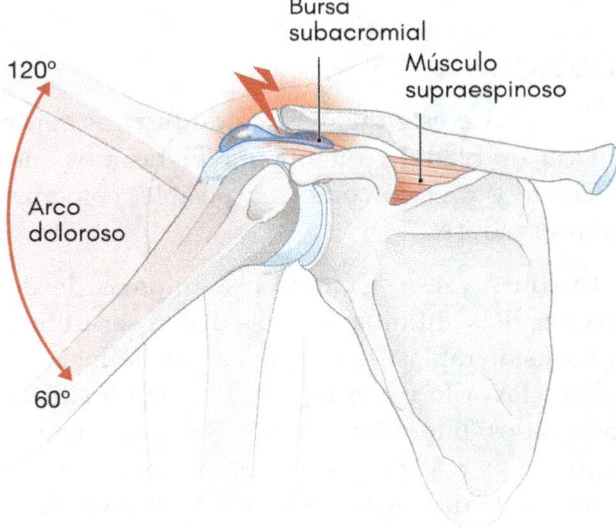

Fig. 4.4 Bursitis Subacromial

BURSITIS

Bursitis es la inflamación de la bursa, el saco lleno de líquido que reduce la fricción en el hombro entre el acromion y la cabeza humeral. La bursitis es causada por el pinzamiento de este saco bursal debido a movimientos repetitivos y, ocasionalmente, trauma directo. El grosor de la bursa es un gran parte del problema, y esto está asociado con la inflamación que es muy dolorosa, especialmente con el movimiento. Esto es similar a una condición llamada síndrome de pinzamiento, y generalmente van de la mano.

Síntomas. Hay un dolor significativo en el hombro, especialmente al mover el brazo en dirección hacia adelante, lateral y rotacional, incluso al alcanzar detrás hacia el área de la espalda. Es doloroso. Hay hinchazón asociada, y también, en el examen, hay sensibilidad en el área anterior y subacromial de la articulación del hombro.

DIAGNÓSTICO

Una vez que se hace este diagnóstico de Bursitis con pinzamiento, se puede hacer un plan de tratamiento. Planeamos que el resultado sea tan eficiente y preciso como sea posible, comenzando con los métodos conservadores.

Tratamiento conservador. Cuando los síntomas de dolor sugieren bursitis, las pastillas antiinflamatorias deben ser utilizadas desde el principio. La fisioterapia física también puede mejorar al paciente. Mi tratamiento favorito y más exitoso para la bursitis es una mezcla de corticosteroides, lidocaína y marcaína directamente en la bursa. Las inyecciones se realizan en hasta tres ocasiones, espaciadas 2 semanas entre cada una. Esto debería ser curativo. Si el paciente no responde y no obtiene un excelente rango de movimiento o pérdida de dolor, entonces probablemente se indique cirugía en mi opinión.

Terapia física. No se puede enfatizar lo suficiente la necesidad de la terapia física en el tratamiento temprano de la Bursitis. Una vez que se elimina el dolor con inyecciones y medicamentos orales para el dolor, un fisioterapeuta debe tratar al paciente tres veces a la semana si es posible para mejorar el rango de movimiento y la fuerza del hombro. Un fisioterapeuta utilizaría el estiramiento pasivo del rango de movimiento, pesos ligeros y Theraband y, ocasionalmente, ultrasonido para lograr el objetivo. Y el objetivo es un rango completo de movimiento sin dolor.

CIRUGÍA

Anestesia. Para este procedimiento, generalmente se requiere anestesia general, aunque en un paciente estoico, he hecho esto bajo bloqueo braquial. La posición de silla de playa es también mi método preferido para realizar esta cirugía.

Tratamiento quirúrgico de la bursitis es similar al tratamiento para el pinzamiento utilizando técnicas artroscópicas. Por lo general, no se requiere la eliminación ósea cuando se elimina quirúrgicamente una bursa. La bursa se elimina del área subacromial y subdeltoidea cuando se encuentra engrosada e inflamada. Esto se hace con electrocauterio así como con un cortador mecánico, y es especialmente importante cauterizar cualquier vaso que se encuentre durante este proceso.

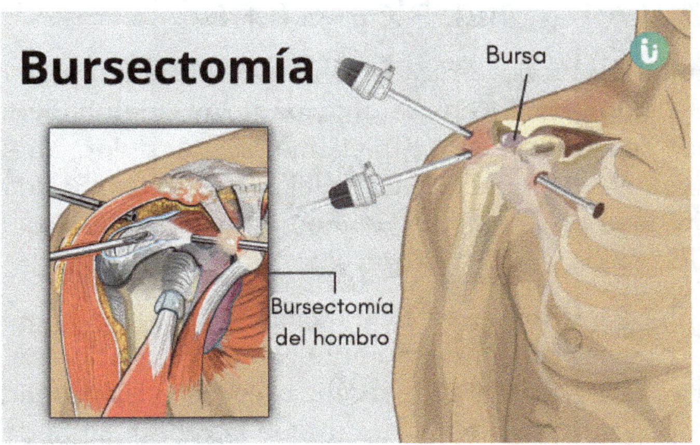

Fig. 4.5 Bursectomía Subacromial

También asociado con esto, con frecuencia en pacientes mayores, he encontrado que hay algo de hueso excesivo en la parte inferior del acromion, así como acromion anterior y lateral ocasionalmente. Este hueso y los espolones se eliminan para dar más espacio en el espacio subacromial.

Para este procedimiento, generalmente se requieren 3 punciones en la piel, al igual que en otras artroscopias de hombro.

Postoperatorio. Se aplican vendajes, hielo y cabestrillo durante aproximadamente tres a cinco días. Luego, se inicia el movimiento suave por parte del fisioterapeuta. Estos ejercicios se realizan dos a tres días por semana hasta lograr el rango completo de movimiento. Normalmente se utilizan medicamentos antiinflamatorios orales, así como medicamentos para el dolor. Se anticipa una recuperación completa con este procedimiento quirúrgico de bursectomía y descompresión.

El tratamiento y la recuperación de la bursitis solo con bursectomía es mucho más fácil que si se hace con una descompresión de hueso. La fisioterapia procede mucho más fácilmente y el dolor es mucho menor.

TENDINITIS DEL BÍCEPS Y RUPTURA DE LA CABEZA LARGA DEL BÍCEPS (LHB)

La tendinitis del bíceps asociada con la posible ruptura de la cabeza larga del tendón del bíceps es una condición que puede imitar un síndrome de pinzamiento. Inicialmente, el dolor anterior del hombro con el movimiento hacia adelante es típico. El dolor con la palpación de la parte anterior del hombro sobre la cabeza larga del tendón del bíceps también es típico de esta condición

Historia del Paciente: en esta condición hay un inicio repentino de dolor en la parte anterior del hombro con una sensación de estallido o desgarro. El paciente puede localizar con precisión dónde estaba el dolor en el momento de la ruptura de la cabeza larga del tendón del bíceps. Además, el paciente informa debilidad del brazo, especialmente en flexión.

Síntomas e Historia. El paciente generalmente presenta una historia de varios meses de dolor en la parte anterior del hombro que empeora con el movimiento. El paciente informa un aumento del dolor conlevantar cualquier objeto elevado por encima de la horizontal. También informan chasquidos ocasionales del hombro y pueden señalar con su dedo el área de dolor anteriormente. Además, algunos pacientes que se presentan después de varios meses de dolor tienen otros músculos debilitados.

Examen Físico: En los muchos miles de exámenes que he realizado a lo largo de mis 43 años, hay un patrón que tiene varios elementos. Hay sensibilidad sobre el surco bicipital. También hay dolor cuando el paciente resiste la flexión anterior del hombro en la que el codo está flexionado y el antebrazo contra resistencia está supinado (palma hacia arriba). Esto se conoce como la Prueba de Speed.

Una prueba similar es la Prueba de Yergason. En esta, el paciente siente dolor o sensibilidad en el surco bicipital cuando supina el antebrazo contra resistencia mientras el codo está flexionado a 90°.

Si el tendón del bíceps está roto, puede haber un **signo de Popeye**, que es una protuberancia en la parte inferior del brazo del músculo bíceps.

Cuando examino a un paciente que ha reportado los síntomas de un estallido repentino o sensación de desgarro en el hombro derecho asociado con dolor, busco el defecto en la parte superior del brazo del tendón del bíceps que el músculo ha descendido hasta el extremo distal y se demuestra como una deformidad de Popeye.

A menudo hay hematomas en el brazo también llamados equimosis y una debilidad profunda del músculo bíceps.

IMÁGENES

La resonancia magnética es útil para evaluar la extensión de la inflamación del tendón y descartar patologías asociadas del hombro, como desgarros del manguito rotador o lesiones SLAP.

El ultrasonido puede visualizar la inflamación del tendón, el engrosamiento o desgarros parciales y también es útil en algunos casos.

La radiografía también es muy útil para descartar fracturas o patologías como artritis, calcificación o cuerpos sueltos.

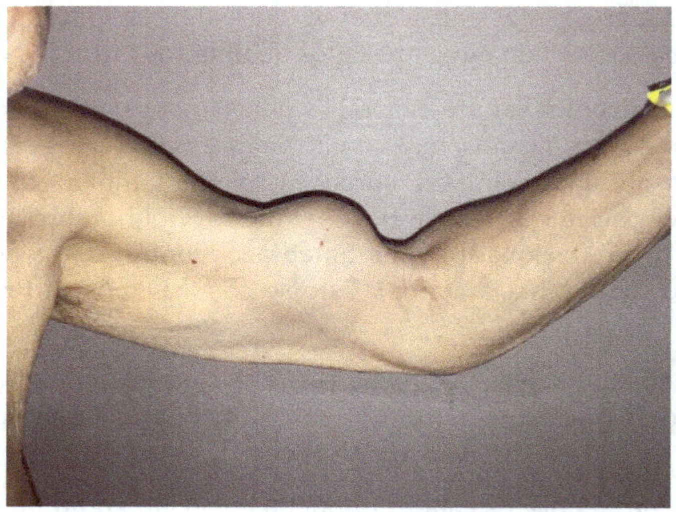

Fig. 4.6 Ruptura de LH del Bíceps Deformidad de Popeye

Imágenes. El ultrasonido puede confirmar el diagnóstico mostrando la retracción del tendón. **La RMN** puede usarse para evaluar la ruptura y comprobar lesiones asociadas (por ejemplo, desgarro del manguito rotador).

DIAGNÓSTICO

Ahora que tenemos un diagnóstico preciso de tendinitis del bíceps o ruptura del tendón del bíceps, podemos proceder con el tratamiento. El tratamiento necesita ser seguro, eficiente y preciso. Comenzamos con el tratamiento conservador y menos invasivo y luego progresamos a una tenodesis o tenotomía artroscópica como describimos a continuación.

TRATAMIENTO DE LA TENDINITIS DEL BÍCEPS

MANEJO CONSERVADOR: PACIENTES MAYORES

Descanso. Evitar actividades que exacerben los síntomas. **Hielo.** Aplicar hielo en el área afectada para reducir la inflamación. **AINEs** Utilizar medicamentos antiinflamatorios no esteroideos para manejar el dolor y la inflamación.

Terapia Física. Enfocarse en fortalecer y estirar los músculos del manguito rotador y la cintura escapular y corregir la biomecánica.

Inyecciones. Inyecciones de Corticosteroides pueden considerarse en casos de inflamación persistente. Las uso de manera juiciosa y usualmente limito las inyecciones a tres en un período de seis meses. Las inyecciones incluyen los corticosteroides para reducir la inflamación, lidocaína para anestésico de acción corta y Marcaína para anestésico de acción prolongada. Esta mezcla facilita que el paciente no tenga dolor por la inyección.

TRATAMIENTO QUIRÚRGICO EN DEPORTISTAS JÓVENES

- **Indicaciones:** Síntomas persistentes a pesar del tratamiento conservador o si existe una patología asociada (por ejemplo, desgarro del manguito rotador).
- **Opciones:**
  - **Tenotomía:** Liberación del tendón de su inserción, lo que lleva a una deformidad de "Popeye".
  - **Tenodesis:** Readherir el tendón al húmero, usualmente en pacientes más jóvenes y activos, para preservar el contorno y la fuerza del músculo.

Ruptura de LHB

1. Manejo Conservador:

- **Descanso:** Especialmente si el paciente es mayor o no realiza levantamiento pesado o actividades por encima de la cabeza.
- **Terapia Física:** Enfocarse en mantener el rango de movimiento del hombro y fortalecer los músculos circundantes.
- **Manejo del Dolor:** AINEs u otros analgésicos.

2. Tratamiento Quirúrgico:

- **Indicaciones:** Pacientes jóvenes, atletas de alto nivel o aquellos que requieren un uso significativo del brazo afectado.
- **Opciones Quirúrgicas:**

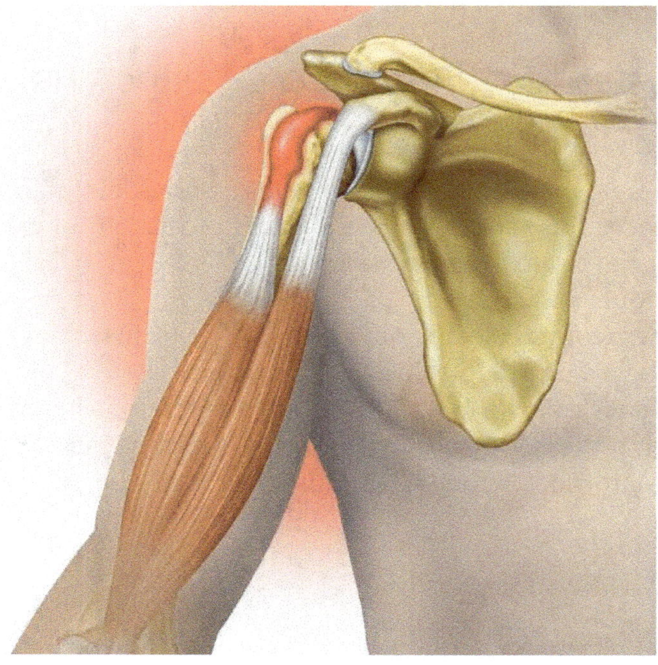

Fig. 4.7 Tenodesis del Bíceps

- **Tenodesis:** Recolocación del tendón al húmero en la ranura próxima. Esto se puede realizar de manera artroscópica o como un procedimiento abierto.
    - **Tenotomía:** Considerada en pacientes mayores o menos activos que no les importe una deformidad cosmética y puedan tolerar una disminución potencial en la fuerza de supinación.

3. Fisioterapia Postoperatoria

- **Fase Temprana** El enfoque está en el manejo del dolor y ejercicios suaves de rango de movimiento.
- **Fase de Fortalecimiento: Hay una** introducción gradual de ejercicios de fortalecimiento, especialmente para el manguito rotador y el bíceps, dependiendo del procedimiento realizado.
- **Retorno a la Actividad:** Retorno progresivo a actividades normales, típicamente alrededor de 3-6 meses postoperatoriamente. Trabajar con un fisioterapeuta poco después del procedimiento es extremadamente útil. Esta es una manera mucho más segura y eficiente de recuperarse en mi experiencia. Un buen fisioterapeuta es una parte esencial del equipo para el éxito.

5 DESGARROS DEL LABRUM

Lesión SLAP

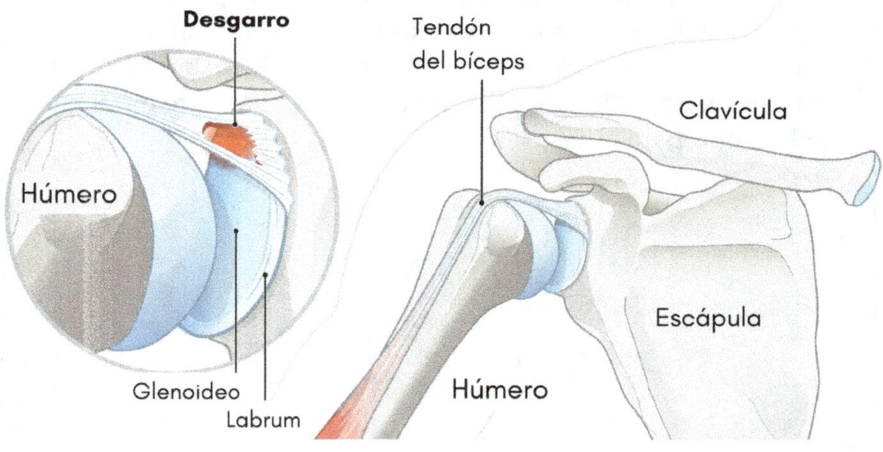

Fig. 5.1 Rotura SLAP

UNA LESIÓN SLAP (LESIÓN DEL LABRUM SUPERIOR ANTERIOR Y Posterior) se refiere a una lesión del labrum, el anillo de cartílago que rodea la cavidad de la articulación del hombro. Esto se debe a un evento único pero, más a menudo, a un trauma repetitivo por un tipo de lesión deportiva como lanzar en el béisbol o lanzar en el fútbol americano.

Síntomas. A menudo hay dolor profundo en el hombro y la sensación de atrapamiento, bloqueo o rechinamiento con el movimiento del brazo. También hay una disminución en el rango de movimiento generalmente en la posición hacia arriba y ligeramente hacia adelante. El examinador a menudo puede palpar o sentir profundo en el área de la articulación del hombro. La sensación de dolor con el desgarro del labrum está en un lugar diferente al de si un paciente tuviera bursitis o un síndrome de pinzamiento. En este último caso, el dolor está en el punto más lateral del acromion o punto del hombro. La elevación del hombro causa dolor en esa área lateral externa. A menudo, un desgarro del labrum es difícil de diagnosticar, y un estudio de resonancia magnética es médicamente necesario. A menudo se utiliza un tinte llamado Gadolinio para delinear mejor un desgarro del labrum.

Imágenes. La resonancia magnética es extremadamente útil en el diagnóstico de la lesión SLAP. La **RM** puede detectar otras patologías como desgarro del manguito rotador, cuerpos sueltos o artritis. **El ultrasonido** puede usarse en algunos casos para evaluar la inflamación también.

DIAGNÓSTICO

Ahora que tenemos un diagnóstico preciso de una **lesión SLAP**, podemos proceder con un tratamiento seguro, efectivo y eficiente que con suerte resolverá completamente el problema. Comenzamos con un enfoque conservador primero y un enfoque menos invasivo y luego, si esto no resuelve el problema, entonces se requiere intervención quirúrgica en mi opinión.

TRATAMIENTO

Las opciones de tratamiento varían según la gravedad de la lesión, la edad del paciente, el nivel de actividad y los síntomas. Aquí hay algunos enfoques comunes:

MANEJO CONSERVADOR

Reposo y Modificación de Actividades: Reducir actividades que agraven el hombro, como movimientos por encima de la cabeza, levantamiento de peso o lanzamientos.

MEDICACIÓN

Medicamentos. Uso frecuentemente medicamentos antiinflamatorios no esteroides (AINEs) que pueden ayudar a reducir el dolor y la inflamación. La medicación antiinflamatoria oral generalmente se encarga del dolor si este no es severo. Los AINEs generalmente son suficientes, pero ocasionalmente se podría requerir un medicamento para el dolor más fuerte.

Inyecciones. Las inyecciones de corticosteroides son útiles en una mezcla de lidocaína, un anestésico de corta duración, y Marcaína, un anestésico de larga duración. Estas podrían administrarse tres veces en tres meses. Estas inyecciones podrían aliviar los síntomas de una pequeña lesión SLAP que no requiere cirugía.

Terapia Física se enfoca en fortalecer los músculos del manguito rotador y estabilizar la escápula y la cabeza humeral en la fosa glenoidea. También se incluyen ejercicios para mejorar el rango de movimiento y la flexibilidad. Se utilizan pesas pequeñas y Theraband para ayudar a fortalecer los músculos del hombro.

CIRUGÍA PARA DESGARRO DEL LABRUM

Cuando las medidas conservadoras fallan en resolver el problema eliminando el dolor, atrapamiento, o chasquidos, entonces hago una recomendación quirúrgica. En mi experiencia, hay pacientes que no han sido diagnosticados por médicos anteriores, y el paciente está muy frustrado. En este punto, después de mostrarles su RM del desgarro, comprenden la necesidad médica del procedimiento para reparar el labrum por vía artroscópica.

TRATAMIENTO QUIRÚRGICO:

Cirugía Artroscópica: El enfoque quirúrgico más común para las lesiones SLAP.

Realizamos punciones en la piel después de una preparación estéril en la posición de "silla de playa". Generalmente, se utilizan cuatro punciones (portales) para realizar el procedimiento.

Artroscopia Diagnóstica se realiza exhaustivamente para confirmar el diagnóstico mediante observación directa y palpación con una sonda.

Desbridamiento y recorte o eliminación de la parte dañada del labrum usando un microdebridador motorizado o pinzas mecánicas se realiza en la mayoría de los casos. Frecuentemente, se necesita la eliminación de un fragmento grande.

Fresado del hueso debajo del labrum se realiza a continuación para preparar el lecho para recibir el labrum reparado.

Reinserción es el paso final utilizando un ancla de sutura o dos o tres.

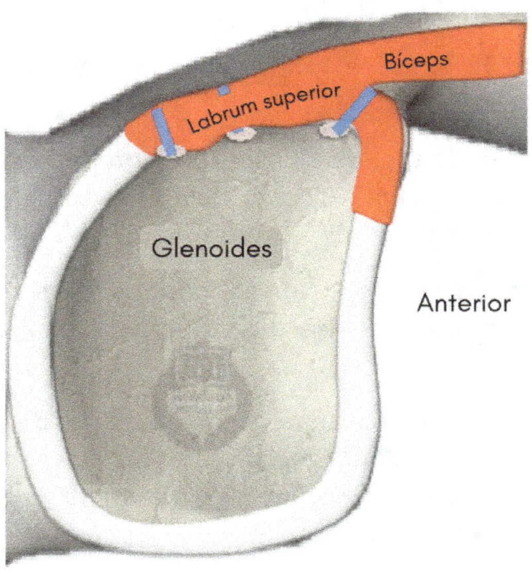

Fig. 5.2.1 Reparación artroscópica de SLAP

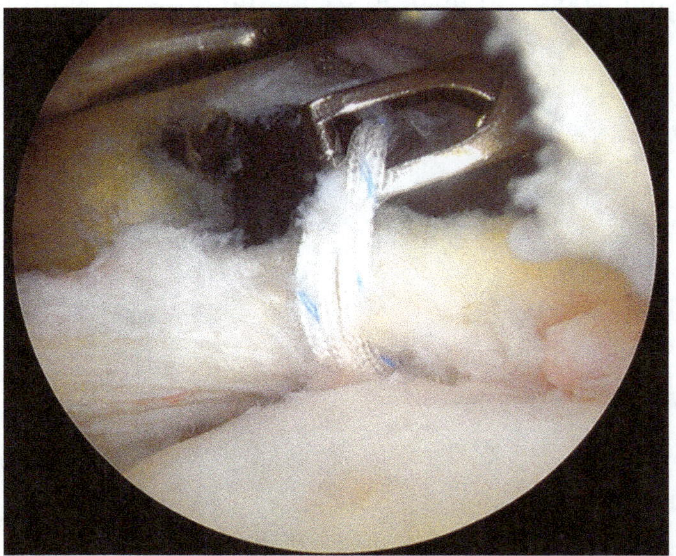

Fig. 5.2.2 Reparación SLAP

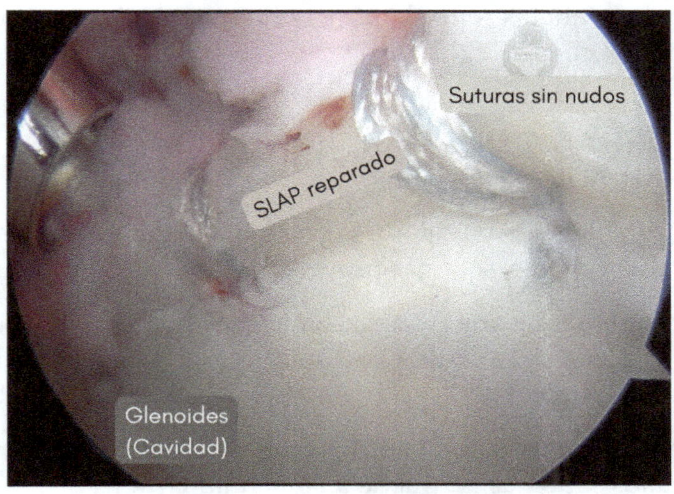

Fig. 5.2.3 Reparación de SLAP

Reparación de Labrum: Reinsertar el labrum desgarrado al glenoide usando anclajes y suturas. Esta parte del procedimiento es muy técnica y depende del uso de anclajes específicos con suturas adjuntas y debe ser realizada por un cirujano de artroscopia de hombro experimentado.

Tenodesis o Tenotomía de Bíceps: Si está involucrada la cabeza larga del tendón del bíceps, puede ser reinsertada en una parte diferente del surco de la cabeza humeral (tenodesis). Otra opción en un individuo mayor con baja actividad es cortar el tendón (tenotomía).

REHABILITACIÓN POST-QUIRÚRGICA:

Inmovilización del hombro a menudo se realiza con un cabestrillo durante varias semanas para proteger la reparación.

Terapia Física. Progresión gradual de rangos de movimiento pasivos a activos, seguida de ejercicios de fortalecimiento utilizados en todos mis casos. La recuperación total toma varios meses.

Un retorno completo a las actividades normales usualmente sigue al extenso programa de terapia física. Especialmente en atletas que son lanzadores o atletas que lanzan, se recomienda un programa gradual y específico.

CONSIDERACIONES PARA LA ELECCIÓN DEL TRATAMIENTO:

Edad y Nivel de Actividad: Pacientes más jóvenes y activos, especialmente atletas, son más propensos a someterse a cirugía.

Gravedad de la Lesión: Las lesiones de alto grado o aquellas asociadas con otras lesiones del hombro pueden requerir intervención quirúrgica.

Tratamiento Conservador Fallido: Si el tratamiento no quirúrgico no mejora los síntomas, se puede recomendar cirugía.

LESIÓN DE BANKART

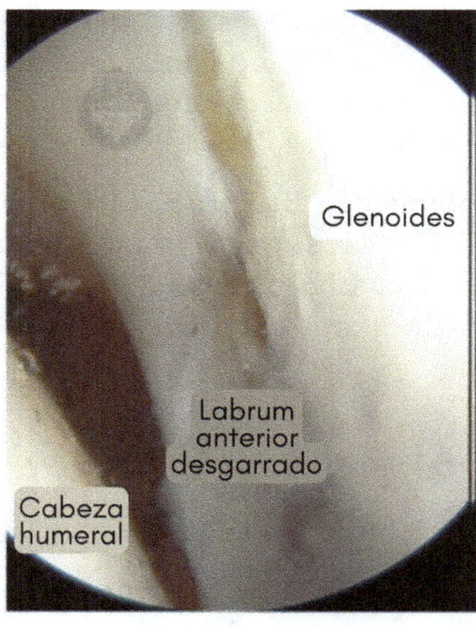

Fig. 5.3.1 Lesión de Bankart

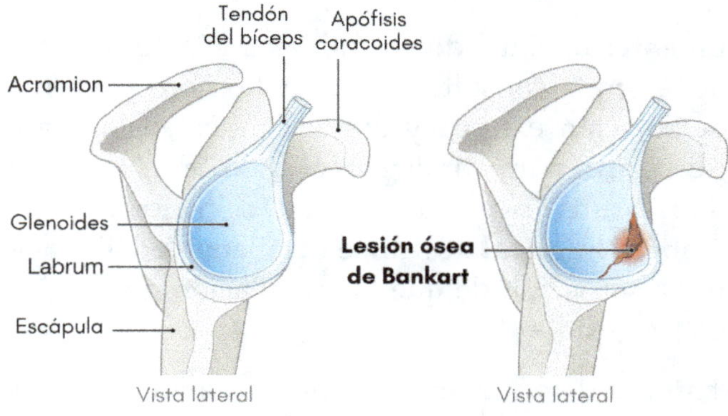

Fig. 5.3.2 Lesión de Bankart

Una **lesión de Bankart** es una lesión de la porción anteroinferior (frontal-inferior) del labrum glenoideo, que es el mismo anillo de cartílago que rodea la cavidad de la articulación del hombro. Esta lesión a menudo ocurre debido a una luxación anterior del hombro, donde la cabeza del húmero (hueso del brazo superior) se fuerza a salir de la cavidad, desgarrando el labrum en el proceso.

SÍNTOMAS E HISTORIA

Los pacientes con esta condición a menudo describen una sensación de que su hombro está "saliéndose de lugar". Si no es la primera dislocación, sino una dislocación o subluxación posterior, puede ocurrir infrecuentemente o muy a menudo. De hecho, puede haber dislocaciones anteriores recurrentes si el labrum está muy desprendido y el hueso glenoideo anterior comienza a desgastarse.

La historia habitual de este tipo de paciente es un episodio donde el hombro realmente se disloca y se vuelve a colocar en su lugar. Luego, en algún evento posterior, podría estar simplemente relajándose, durmiendo o colocando el hombro en una posición incómoda. Eso puede causar que el hombro se disloque. En muchos casos, el hombro se siente como si fuera a salirse, pero no se sale completamente. Esto se llama subluxación.

EXAMEN CLÍNICO

Dislocación anterior. Cuando examino a pacientes con subluxación o dislocaciones en la consulta, mover el hombro y el brazo en una posición de rotación externa y abducción/extensión causa que el paciente se tense para proteger el hombro. Esta **Prueba de Aprehensión** es una excelente demostración de cómo el paciente protege la cabeza humeral de salirse del glenoideo. El paciente tiene esta incómoda sensación de que la articulación del hombro se va a dislocar. No les gusta.

Otra prueba para determinar la estabilidad anterior del hombro es la **Prueba de Carga y Desplazamiento**. En esta prueba estabilizo la escápula y muevo la cabeza del húmero anterior y posteriormente. Puedo sentir la cabeza del húmero moverse fuera del glenoideo con esta maniobra. Se dice que la prueba es positiva si hay un exceso de traslación del húmero en comparación con el otro lado.

Dislocación posterior. Cabe señalar que hay **dislocaciones posteriores** de la cabeza humeral fuera del glenoideo, pero esto es mucho menos común que las dislocaciones anteriores. No discutiré las dislocaciones posteriores en detalle aparte de indicar que hay un desgarro del glenoideo posterior y la cápsula para que la cabeza humeral se disloque. Los síntomas clínicos son dolor y sensibilidad posterior y, por lo general, estas dislocaciones no se repiten en ese paciente y rara vez requieren cirugía.

ESTUDIOS DE IMAGEN:

Radiografías. Se utilizan principalmente para descartar fracturas u otras anormalidades óseas y el desgaste del borde glenoideo inferior.

RM con Artrograma. Este es el estándar de oro para diagnosticar una lesión de Bankart. La artrografía por RM involucra la inyección de un tinte de contraste Gadolinium en la vena del paciente, lo que ayuda a visualizar mejor el labrum y cualquier desgarro asociado.

Tomografías Computarizadas. Se utilizan ocasionalmente para evaluar el alcance de la participación ósea, especialmente si hay preocupación por una lesión ósea de Bankart, donde también se desprende un fragmento del borde glenoideo anterior e inferiormente.

DIAGNÓSTICO

Ahora que tenemos un diagnóstico preciso de una **lesión de Bankart**, que es un desgarro del borde glenoideo anterior inferior, podemos proceder con el tratamiento. En muchos casos, hay un desgaste del hueso glenoideo subyacente, y si este es el caso y hay un desgarro grande, la gestión conservadora no será suficiente. Sin embargo, recomiendo comenzar con un tratamiento conservador y proceder a un tratamiento quirúrgico si este falla. Cualquier tratamiento dado debe ser seguro, eficiente y efectivo para que el paciente obtenga el mejor resultado de estabilidad sin dolor en la articulación del hombro.

TRATAMIENTO DE UNA LESIÓN DE BANKART

TRATAMIENTO NO OPERATIVO:

El manejo no operativo generalmente se reserva para pacientes con síntomas mínimos o aquellos que son malos riesgos quirúrgicos. Este enfoque incluye reposo, inmovilización y fisioterapia. A menudo recomiendo agentes orales antiinflamatorios para reducir el dolor. Estos se combinan con una mezcla de corticosteroides, Marcaina y lidocaína en inyecciones. Estas inyecciones de corticosteroides se pueden administrar hasta tres veces en un período de aproximadamente tres a seis meses.

Fisioterapia se centra en fortalecer el manguito rotador y los músculos escapulares. Estos son estabilizadores para mejorar la estabilidad del hombro. El rango de movimiento debe limitarse a la flexión hacia adelante y la rotación interna y menos hacia la abducción o extensión. Esto es para prevenir redislocaciones o incluso subluxaciones durante la terapia. El uso de TheraBand en estas direcciones seguras es una excelente forma de ejercicio de fortalecimiento. También se deben usar pesas ligeras para dirección de flexión y rotación interna. La terapia tres veces a la semana es ideal hasta que se logre la máxima estabilidad. Si no es así, entonces se indica cirugía.

TRATAMIENTO QUIRÚRGICO:

Reparación Artroscópica de Bankart: El tratamiento más común para las lesiones sintomáticas de Bankart, especialmente en personas jóvenes, activas o atletas. En este procedimiento, el cirujano usa pequeñas incisiones para insertar instrumentos en la articulación del hombro. El artroscopio de visualización está conectado a una cámara y monitor de TV. El labrum desgarrado se vuelve a unir al borde glenoideo usando anclas de sutura especiales.

Reparación Abierta de Bankart: En algunos casos, se puede realizar una cirugía abierta, que involucra una incisión más grande anterior y una visualización directa del labrum para la reparación. Este enfoque es menos común pero puede utilizarse en casos complejos.

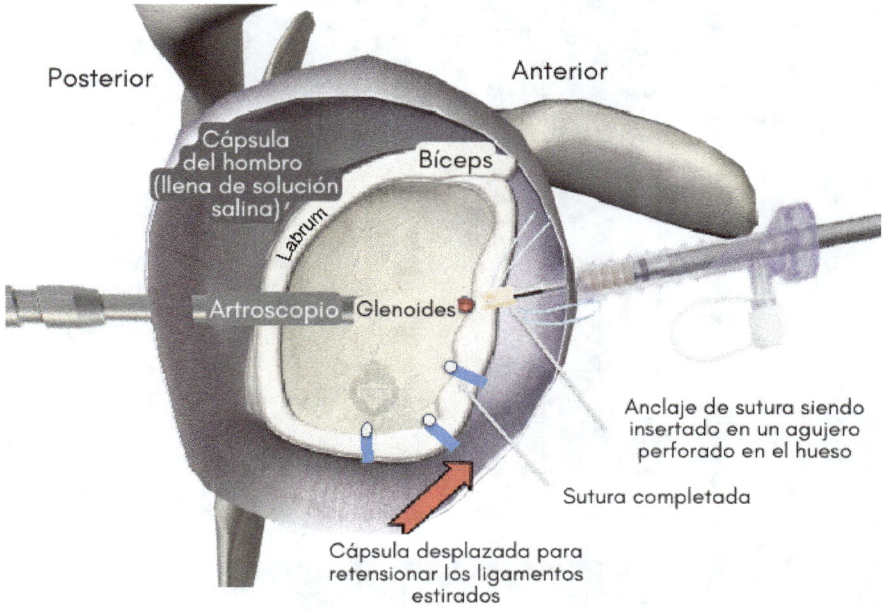

Fig. 5.4.1 Reparación de Bankart por artroscopia

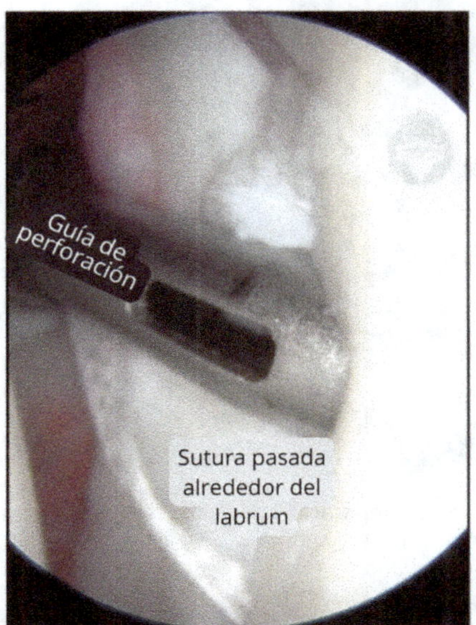

Fig. 5.4.2 Reparación de Bankart artroscópica

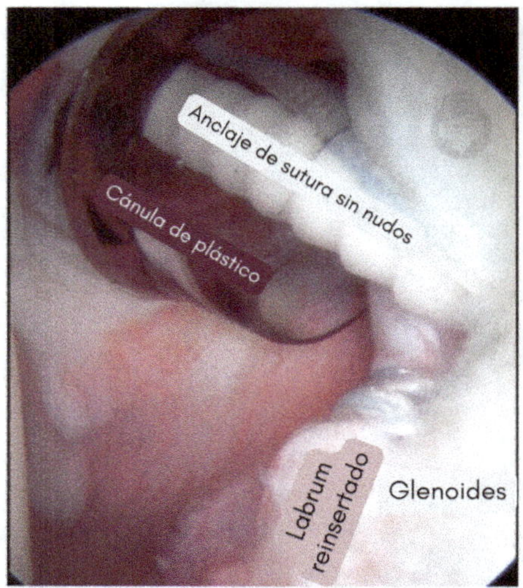

Fig. 5.4.3 Reparación de Bankart por artroscopia

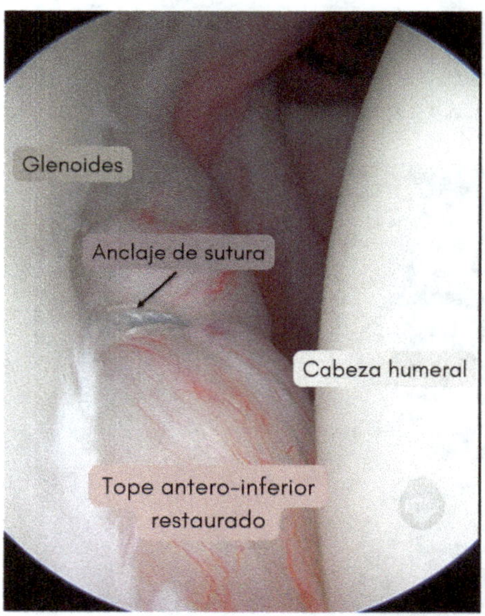

Fig. 5.4.4 Reparación de Bankart Artroscópica

TERAPIA POSTOPERATORIA:

Inmovilización: Por lo general, el hombro se inmoviliza en un cabestrillo durante 3-6 semanas postoperatorias para permitir que el labrum se cure. La duración depende de la preferencia del cirujano y de los detalles específicos de la reparación.

Rehabilitación Temprana (0-6 semanas): Se centra en ejercicios de rango de movimiento suave para prevenir la rigidez mientras se evita el estrés excesivo en el labrum reparado. Se inician ejercicios de rango de movimiento pasivo y asistido dentro de un rango protegido. La extensión y la rotación externa se deben evitar al principio. Gradualmente, se introducen direcciones.

Fase Intermedia (6-12 semanas): Se introducen ejercicios de rango de movimiento activo, y los ejercicios de fortalecimiento para el manguito rotador y los estabilizadores escapulares se inician gradualmente. El énfasis está en restaurar la movilidad y estabilidad del hombro.

Fortalecimiento Avanzado (12-20 semanas): Se incorporan ejercicios de resistencia progresiva, centrándose en recuperar la fuerza y la resistencia completa del hombro. También se enfatiza el entrenamiento propioceptivo y neuromuscular.

Regreso a los Deportes (5-6 meses): El regreso completo a deportes de contacto o actividades por encima de la cabeza generalmente se permite a los 5-6 meses post-cirugía, siempre que el paciente haya recuperado la fuerza, el rango de movimiento y la estabilidad completos.

PRONÓSTICO

El pronóstico después de la **Reparación de Bankart** es generalmente bueno, con una alta tasa de regreso a los niveles de actividad previos a la lesión, especialmente en atletas. Sin embargo, el riesgo de recurrencia de la inestabilidad es mayor en pacientes más jóvenes, particularmente en aquellos involucrados en deportes de contacto.

6 HOMBRO CONGELADO Y CAPSULITIS ADHESIVA

Hombro congelado. Capsulitis adhesiva

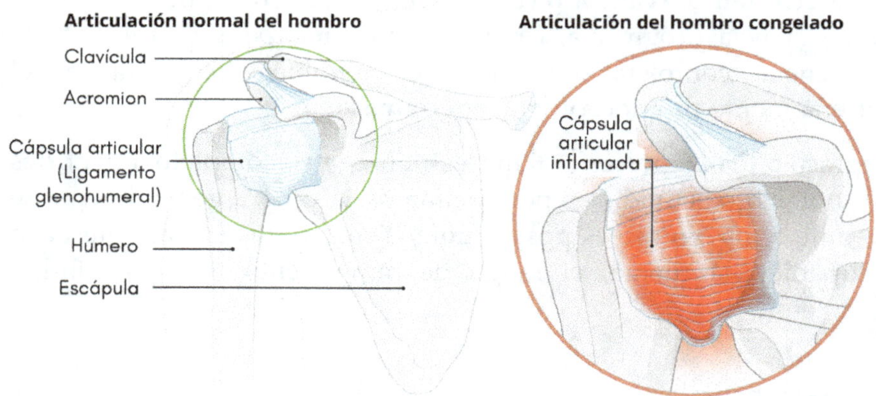

Fig. 6.1 Capsulitis Adhesiva

ESTA ES UNA CONDICIÓN CARACTERIZADA POR RIGIDEZ SEVERA Y DOLOR en la articulación del hombro. Progresa a través de tres etapas: **congelación**, **congelado** y **descongelación**. Cada etapa puede durar meses y causa un dolor progresivamente peor y pérdida de movimiento, seguido de una recuperación gradual. Esto es mucho más común en mujeres, según mi experiencia.

SÍNTOMAS CLÍNICOS E HISTORIA

El diagnóstico de hombro congelado es principalmente clínico y se basa en la historia y el examen físico. Hay un inicio gradual de dolor: A menudo se siente profundo en el hombro, típicamente peor por la noche y con ciertos movimientos.

Hay una rigidez progresiva. Hay pérdida del rango de movimiento tanto activo como pasivo, particularmente la rotación externa y abducción.

Puedo haber un historial de factores de riesgo como Diabetes, trastornos de tiroides, o inmovilización postquirúrgica son factores de riesgo comunes. Estos

EXAMEN FÍSICO

Hay una disminución en el rango de movimiento activo y pasivo: Tanto el paciente como el examinador son incapaces de mover el hombro más allá de una cierta restricción del patrón **capsular**: Más notablemente, ocurre pérdida de la rotación externa.

ESTUDIOS DE IMAGEN

Las radiografías generalmente son normales pero pueden usarse para descartar otras causas (ej., artritis).

La RMN o el Ultrasonido no suelen ser necesarios pero pueden mostrar engrosamiento de la cápsula de la articulación del hombro o descartar otras patologías (ej., desgarros del manguito rotador).

DIAGNÓSTICO

Con el diagnóstico de **capsulitis adhesiva** hecho, podemos proceder con el tratamiento. El problema del tejido cicatricial denso en la cápsula necesita ser abordado principalmente. El objetivo es un tratamiento seguro y eficiente con un buen resultado. Desafortunadamente, en algunos casos no se logra el objetivo de un rango completo de movimiento sin dolor.

TRATAMIENTO

El objetivo del tratamiento es **reducir el dolor** y **restaurar el rango de movimiento**. El tratamiento varía según la etapa y gravedad:

TRATAMIENTO NO QUIRÚRGICO

Medicación se usa para reducir el dolor y la inflamación. Usualmente hay dolor una vez que comienza la terapia. El uso de medicamentos antiinflamatorios no esteroides es típico del tratamiento. Creo que la medicación para dormir también es útil debido al empeoramiento del dolor por la noche. Los corticosteroides por inyección combinados con lidocaína y Marcaine son también muy útiles para reducir el dolor y la inflamación. Las inyecciones se colocan en el espacio subacromial. Estas inyecciones pueden hacerse hasta tres veces en un período de tres a seis meses.

Terapia Física. La base del tratamiento es restaurar el movimiento. Ejercicios de estiramiento suaves y progresivos adaptados a la etapa de la condición. Un componente muy importante para ganar rango de movimiento es la tolerancia del paciente. Todos tenemos un umbral para el dolor. Durante la terapia incluso el terapeuta más gentil causará dolor. Los medicamentos para el dolor y las inyecciones ayudarán.

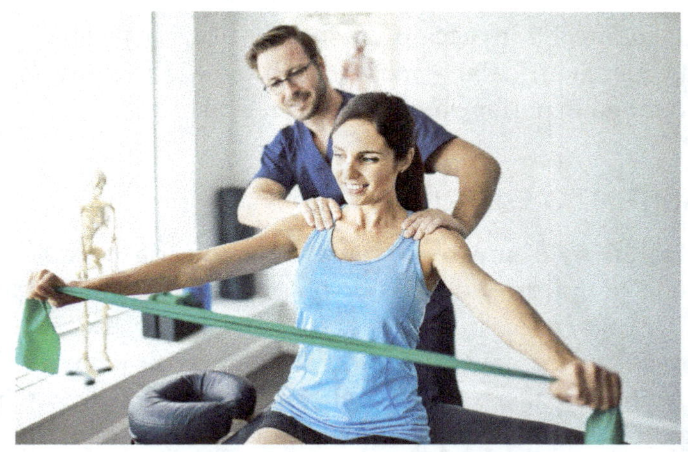

Fig. 6.2 Estiramiento y fortalecimiento con Theraband

Medicamentos antiinflamatorios no esteroideos (AINES). Para reducir el dolor y la inflamación. estos se pueden obtener fácilmente sin receta y hay muchas opciones diferentes dependiendo de la respuesta del paciente a sustancias como ibuprofeno, naproxeno u otros. Se puede usar acetaminofén para aliviar el dolor.

Inyecciones de corticoesteroides. Las inyecciones intraarticulares de corticoesteroides pueden ser efectivas en las fases tempranas y dolorosas para reducir la inflamación y acelerar la recuperación. Estas inyecciones también son útiles durante la fase de fisioterapia porque el movimiento realizado por el terapeuta puede causar mucha inflamación. Como se señaló anteriormente, estas se pueden administrar durante un período de tres a seis meses.

Terapia de natación con agua caliente. Idealmente, en mi experiencia, el uso de una piscina de agua caliente a diario es de gran beneficio. Inicialmente, usar el estilo de pecho, estilo lateral, seguido por el estilo mariposa funcionó muy bien para la mayoría de mis pacientes con este problema. El agua es caliente y suave; adormece el dolor, permitiendo al paciente realizar su entrenamiento con más facilidad. Esta ha sido la mejor herramienta en todos mis casos donde se debe recuperar el rango de movimiento del hombro.

Hidrodilatación. La inyección de solución salina y esteroides para estirar la cápsula articular y mejorar la movilidad se usa en algunos casos. No tengo experiencia personal con esta técnica.

TRATAMIENTO QUIRÚRGICO

Manipulación bajo anestesia suele ser necesaria porque el tejido cicatricial es tan fuerte y denso que no puede ser estirado o roto solo con fisioterapia. Es demasiado doloroso cuando el paciente está despierto. Se utiliza anestesia general ligera para primero disolver (cortar) las adherencias y lograr el rango máximo de movimiento. En la mayoría de los casos, es necesaria la cirugía artroscópica para limpiar y cauterizar el tejido cicatricial que se acaba de romper o cortar. Esto se hace al mismo tiempo bajo la misma anestesia general.

Manipulación bajo anestesia (MUA): En todos los casos que he tratado he movido el hombro de manera forzada pero segura y suave mientras el paciente está bajo anestesia general para romper adherencias y mejorar el rango de movimiento. Podía sentir el crujido del tejido cicatricial mientras sentía que cedía la rigidez del hombro. Empujaría primero hacia atrás en un movimiento rotacional como se ilustra en **Fig.6**. Después movería el hombro en una posición lateral logrando, si es posible, el rango completo de movimiento.

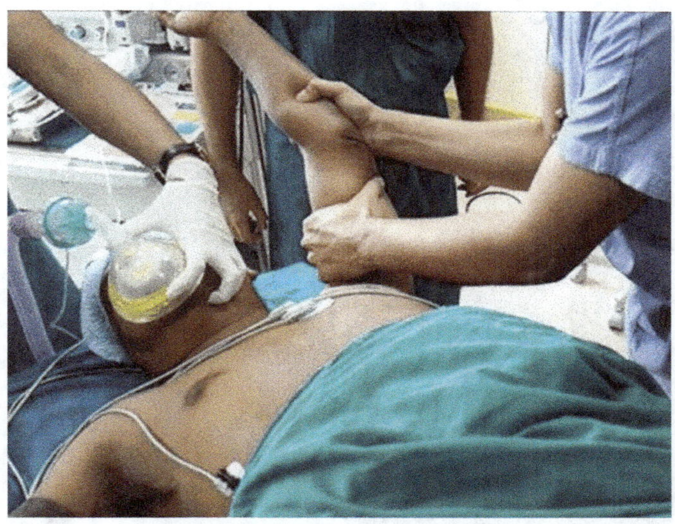

Fig. 6.3 Manipulación Bajo Anestesia de un Hombro
Congelado

Liberación capsular artroscópica: Cirugía mínimamente invasiva donde se corta la cápsula tensa y engrosada para liberar la articulación y permitir un mejor movimiento. Después de que la manipulación o la anestesia rompen el tejido cicatricial con un crujido audible y palpable, se hacen tres punciones en el hombro, y se introduce un artroscopio para ver el interior, y otras punciones se utilizan para los instrumentos de corte y afeitado.

Bajo visión directa, el tejido cicatricial que se rompió se elimina con el instrumento de corte y succión llamado el raspador, y se utiliza el Electrocauterio para detener cualquier sangrado. El cauterio previene la recurrencia de la formación de tejido cicatricial.

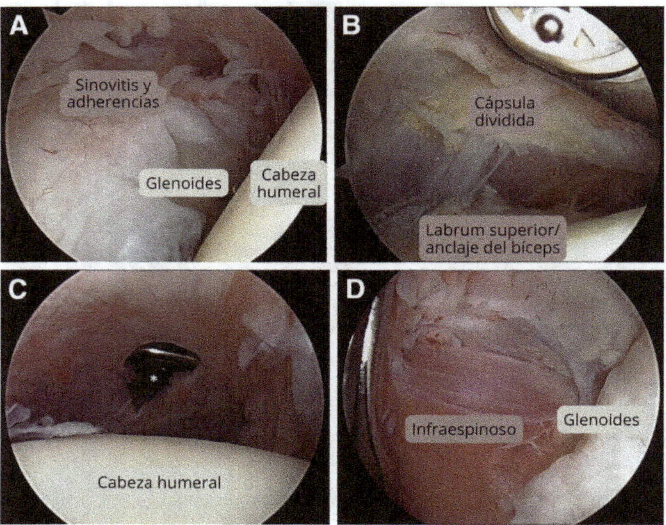

Fig. 6.4 Lisis de Adhesiones por Artroscopía

Una vez completado, cada una de las punciones se cierra con una sutura después de irrigar la articulación con la solución antibiótica para prevenir la infección. Se inyecta un derivado de hidrocortisona, lidocaína y Marcaína en el hombro para el alivio del dolor postoperatorio. El esteroide ayuda a reducir la inflamación y la re-formación de tejido cicatricial. Cabe señalar que es necesario mover el hombro pronto después de la cirugía para que no se endurezca y forme cicatrices nuevamente. Si está disponible, se utiliza una máquina CPM. Esta máquina se instala en el hogar y mueve el hombro de forma pasiva las 24 horas del día, los 7 días de la semana. Esta máquina CPM mueve el hombro de forma suave y continua y ayuda a lograr un rango de movimiento más rápido.

PRONÓSTICO

El hombro congelado con tratamiento adecuado generalmente se resuelve con el tiempo, pero puede tardar **12–24 meses**. La mayoría de los pacientes recuperan un rango de movimiento funcional, aunque la recuperación completa del movimiento total puede no ocurrir siempre. La intervención temprana y la fisioterapia agresiva pueden ayudar a reducir la rigidez a largo plazo. La mayoría de los casos moderados a severos requieren Manipulación Bajo Anestesia seguida de limpieza artroscópica de las adherencias.

7 DESAFÍOS COMUNES Y COMPLICACIONES DE LA ARTROSCOPIA

REPARACIÓN DEL MANGUITO ROTADOR

Algunos de los más comunes incluyen:

1. Rotura o Fracaso de la Reparación

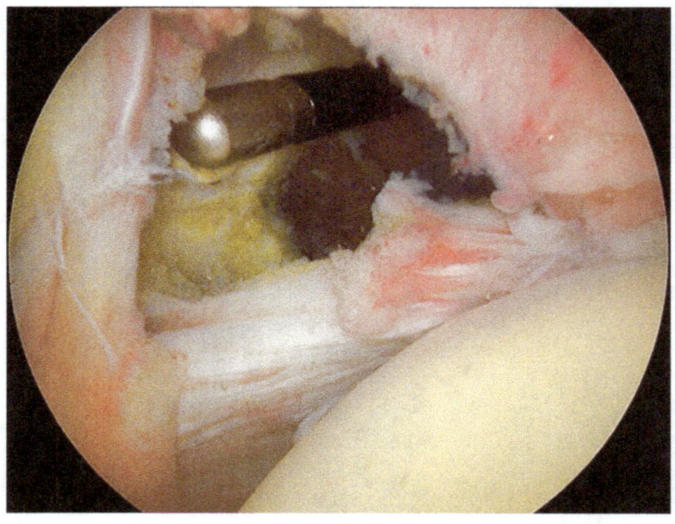

Fig.7.1 Desprendimiento de Tendón Muscular

Altas Tasas de Re-ruptura: A pesar de una cirugía exitosa realizada técnicamente y a pesar de los avances en técnicas y materiales, las reparaciones del manguito rotador tienen una tasa de re-ruptura relativamente alta, especialmente en desgarros grandes o masivos. Esto se debe a menudo a una baja calidad del tejido, degeneración del tendón o falta de cumplimiento del paciente durante la rehabilitación.

Desafíos Biomecánicos: La compleja anatomía del manguito rotador y el alto estrés mecánico hacen que las reparaciones sean un desafío. Lograr una correcta cicatrización del tendón al hueso puede ser difícil, especialmente cuando la calidad del tendón es deficiente.

RIGIDEZ Y PÉRDIDA DE RANGO DE MOVIMIENTO

La rigidez postoperatoria es un problema común, a veces debido a adherencias o mala rehabilitación. Si el hombro no se moviliza adecuadamente después de la cirugía, se puede desarrollar rigidez, conduciendo a una movilidad restringida.

Los pacientes que sobreprotegen el hombro durante la recuperación temprana pueden experimentar más rigidez, mientras que aquellos que son demasiado agresivos pueden provocar una re-ruptura.

INFECCIÓN

La infección es un riesgo con cualquier cirugía, aunque la tasa para la reparación del manguito rotador es relativamente baja. Cuando ocurre, puede conducir a una mala cicatrización, dolor crónico y la necesidad de cirugía adicional.

DOLOR CRÓNICO

Incluso con una curación exitosa del tendón, algunos pacientes pueden experimentar dolor persistente. Esto podría deberse a inflamación residual, irritación de estructuras circundantes o un fallo en la integración completa del tendón.

RETRACCIÓN DEL TENDÓN Y ATROFIA MUSCULAR

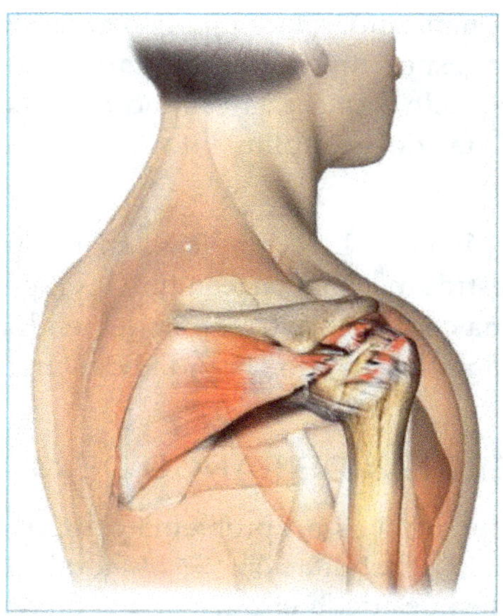

Fig. 7.2 Retracción Muscular Severa

Los desgarros crónicos del manguito rotador a menudo resultan en la retracción del tendón y atrofia muscular, lo que puede complicar la reparación quirúrgica. Volver a unir un tendón retraído puede ser difícil, y el músculo puede no recuperar la fuerza completa postoperatoriamente.

DAÑO NERVIOSO

Aunque es raro, existe el riesgo de lesión nerviosa durante la cirugía. Esto podría llevar a debilidad o pérdida de sensibilidad en el brazo o el hombro.

FALLO DEL INJERTO O AUMENTO

En casos donde se utilizan injertos de tejido o materiales sintéticos para aumentar la reparación, estos materiales pueden fallar al integrarse correctamente o proporcionar el soporte previsto.

CAPSULITIS ADHESIVA (HOMBRO CONGELADO)

Esta condición, marcada por rigidez y dolor, puede desarrollarse antes o después de la cirugía. Puede requerir terapia física adicional o incluso cirugía para corregirla.

COMPLICACIONES RELACIONADAS CON EL HARDWARE

Cuando se usan anclajes, tornillos u otro hardware para volver a unir el tendón al hueso, hay un riesgo de fallo mecánico, aflojamiento o migración del hardware, lo que puede requerir una cirugía de revisión.

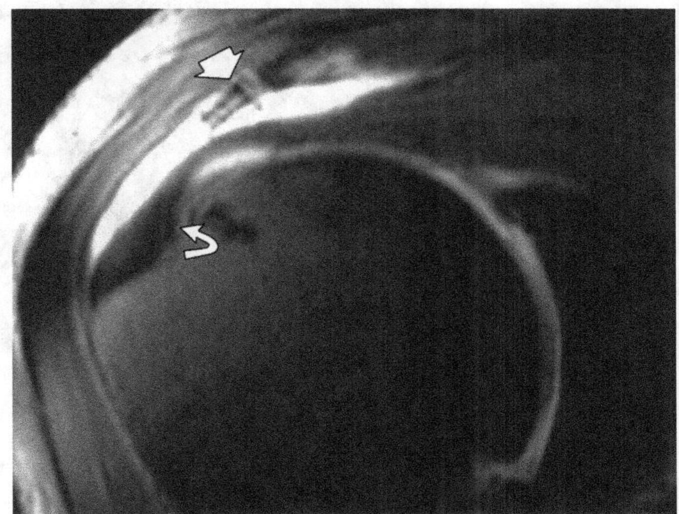

Fig. 7.3 Tornillo de anclaje aflojado

Minimizar estos riesgos requiere una técnica quirúrgica cuidadosa, una adecuada selección de pacientes y un programa de rehabilitación bien estructurado.

Ruptura de la Cabeza Larga (CL) del Bíceps. Ocasionalmente, el tendón del bíceps CL está tan desgastado e inflamado que definitivamente está contribuyendo al dolor en el hombro. Está tan delgado y desgastado que durante una reparación del manguito rotador, puede romperse durante la cirugía. También, solo debido a la atenuación del propio tendón, puede romperse. Esto debe manejarse por lo general con tenodesis, o en algunos casos puede ser solo una tenotomía o corte del tendón. Mi preferencia es la tenodesis.

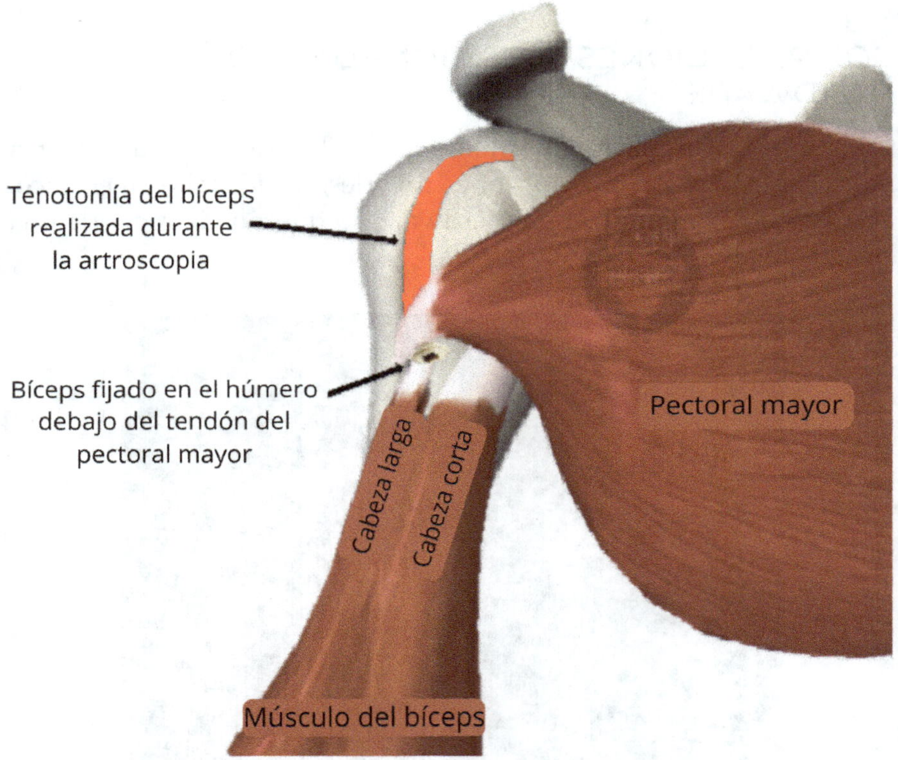

Fig. 7.4 Tendinitis/Ruptura del Bíceps

Dolor Persistente. Algunos pacientes pueden experimentar dolor continuo a pesar de una cirugía técnicamente exitosa, lo cual puede deberse a varios factores como reparación incompleta, irritación nerviosa o patología concomitante del hombro como artritis. Una evaluación preoperatoria exhaustiva que aborde todas las posibles fuentes de dolor durante la cirugía y un manejo postoperatorio integral es necesario para el tratamiento.

Fracaso en volver a los niveles de actividad previos a la lesión. Algunos pacientes pueden no recuperar la fuerza o funcionalidad completa requerida para su nivel previo de actividades deportivas u ocupacionales. Establecer metas realistas, educar al paciente y un programa de fisioterapia bien estructurado y gradual de regreso a la actividad son absolutamente necesarios para evitar esta complicación.

PROGRAMA DE FISIOTERAPIA PARA OPTIMIZAR LA CIRUGÍA DEL MANGUITO ROTADOR

Este es un esquema de un programa de fisioterapia para un lanzador de béisbol o mariscal de campo que necesita regresar a un deporte de lanzamiento o un trabajador con un trabajo que requiere un alto nivel de rendimiento de los hombros.

FASE 1: FASE AGUDA (0-2 SEMANAS POST-LESIÓN)

Objetivos: Controlar la inflamación, manejar el dolor, mantener el rango de movimiento (ROM), y comenzar un fortalecimiento leve.

- **Reposo y Protección:** Evitar lanzar o actividades por encima de la cabeza.
- **Técnicas de Hielo y Anti-inflamatorio:** Aplicar hielo por 15-20 minutos cada 2-3 horas.
- **Ejercicios de ROM:**
    - Ejercicios de péndulo
    - ROM de hombro pasivo y asistido activamente (flexión, abducción, rotación externa)
- **Fortalecimiento Isométrico:**
    - Isométricos de hombro (flexión, extensión, abducción, rotación interna/externa)
    - Ejercicios de estabilización escapular (apretones escapulares)
- **Activación del Núcleo:** Ejercicios leves de núcleo como inclinaciones pélvicas y planchas.

FASE 2: FASE INTERMEDIA (3-6 SEMANAS POST-LESIÓN)

Objetivos: Restaurar ROM completo, mejorar la fuerza e iniciar el control neuromuscular.

- **Ejercicios Avanzados de ROM:**
  - ROM activo completo del hombro en todos los planos
  - Estiramientos suaves para rotación interna y externa
- **Fortalecimiento:**
  - Ejercicios con bandas de resistencia (remadas, rotación externa/interna)
  - Estabilización escapular (ejercicios Y, T, W)
  - Fortalecimiento del manguito rotador
- **Fortalecimiento del Núcleo y Parte Inferior del Cuerpo:**
  - Ejercicios progresivos del núcleo (giros rusos, lanzamientos con balón medicinal)
  - Fortalecimiento de la parte inferior del cuerpo (estocadas, sentadillas)
- **Control Neuromuscular:**
  - Ejercicios de estabilización rítmica
  - Patrones PNF con enfoque en la propiocepción

FASE 3: FORTALECIMIENTO AVANZADO Y ENTRENAMIENTO NEUROMUSCULAR (7-10 SEMANAS POST-LESIÓN)

Objetivos: Lograr plena fuerza y resistencia, mejorar la estabilidad dinámica, e iniciar los entrenamientos específicos del deporte.

- **Fortalecimiento Dinámico:**
  - Entrenamiento con pesas enfocado en hombro, escápula y núcleo (presiones por encima de la cabeza, flexiones de brazos)
  - Ejercicios pliométricos (lanzamientos con balón medicinal, flexiones de brazos con palmadas)

- **Control Neuromuscular Dinámico:**
  - Patrones PNF avanzados con resistencia
  - Ejercicios de equilibrio y estabilidad (equilibrio sobre una pierna, ejercicios con balón Bosu)
- **Ejercicios Funcionales:**
  - Progresión de lanzamientos con implementos livianos
  - Movimientos específicos del deporte sin carga completa

FASE 4: RETORNO AL DEPORTE (11+ SEMANAS POST-LESIÓN) O TRABAJO EXIGENTE

Objetivos: Retorno gradual a la actividad completa de lanzamiento, mejorar el rendimiento y prevenir relesiones.

- **Programa de Lanzamiento:**
  - Comenzar con lanzamientos cortos y controlados
  - Aumentar gradualmente la distancia, intensidad y frecuencia
  - Monitorizar signos de dolor o fatiga
- **Acondicionamiento Específico del Deporte:**
  - Ejercicios de agilidad, sprints y cambios rápidos de dirección
  - Acondicionamiento de todo el cuerpo centrándose en las demandas específicas del deporte
- **Entrenamiento Pliométrico y de Potencia:**
  - Pliométricos de alta intensidad (saltos de caja, lanzamientos rotacionales)
  - Técnicas de levantamiento de potencia bajo supervisión
- **Acondicionamiento Mental:**
  - Técnicas de visualización
  - Reintegración gradual en la práctica de equipo
- **Retorno Final:**
  - Participar en ejercicios sin contacto, progresando a prácticas con contacto completo o alta intensidad.
  - Continuar monitorizando la mecánica del hombro para asegurar la forma adecuada y evitar el sobreuso.

PROGRAMA DE MANTENIMIENTO

- **Fortalecimiento y Flexibilidad:** Continuar con ejercicios de hombro y núcleo 2-3 veces por semana.
- **Prevención de Lesiones:** Trabajo regular de movilidad, estabilidad escapular y ejercicios de control neuromuscular.
- **Estrategias de Recuperación:** Descanso adecuado, hidratación y nutrición, junto con el uso consistente de modalidades de recuperación (hielo, masaje, etc.).

Debe decirse que en mi experiencia de más de cuatro décadas de cirugía del manguito rotador, esto es un desafío para cualquier cirujano porque cada caso es único. Los tejidos del paciente son únicos, los estreses después de la reparación son únicos, y todos son, en mi experiencia, un desafío. Un programa de fisioterapia óptimo, una buena nutrición y la cooperación entre el cirujano y el paciente son absolutamente necesarios para lograr un excelente resultado y evitar complicaciones.

8 SEPARACIONES Y ARTRITIS ACROMIO-CLAVICULARES (AC)

DESCRIPCIÓN DE LA LESIÓN

Lesión de la articulación AC, donde la Clavícula (hueso de la clavícula) se encuentra con el Acromion (parte de la Escápula) en el punto lateral del hombro.

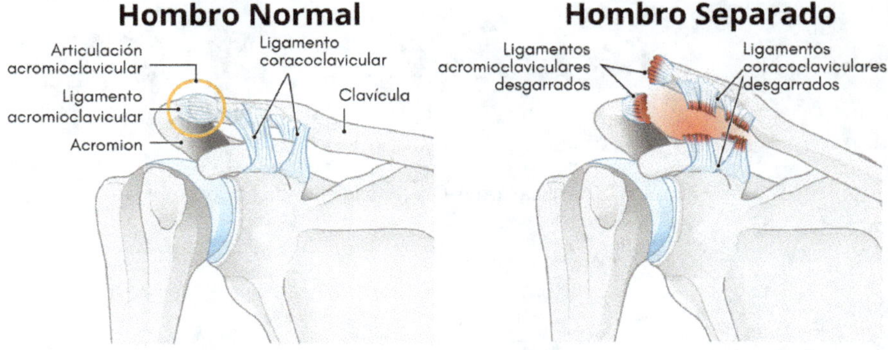

Fig. 8.1 Separación Acromioclavicular

La articulación AC que conecta la clavícula con la parte del Acromion de la Escápula proporciona un marco óseo para la fijación de los músculos. Estos huesos también proporcionan protección para la parte glenohumeral de la articulación del hombro, así como para los vasos y nervios.

Diversas fuerzas, como una caída directa sobre la punta del hombro o una fuerza desde la parte trasera o delantera de la clavícula hacia el acromion, pueden desgarrar dos conjuntos de ligamentos. Un conjunto de ligamentos es el **Ligamento Acromioclavicular**. El otro conjunto es el **Ligamento Coracoclavicular.** Dependiendo de qué ligamentos estén desgarrados, estas lesiones se han clasificado como se indica a continuación.

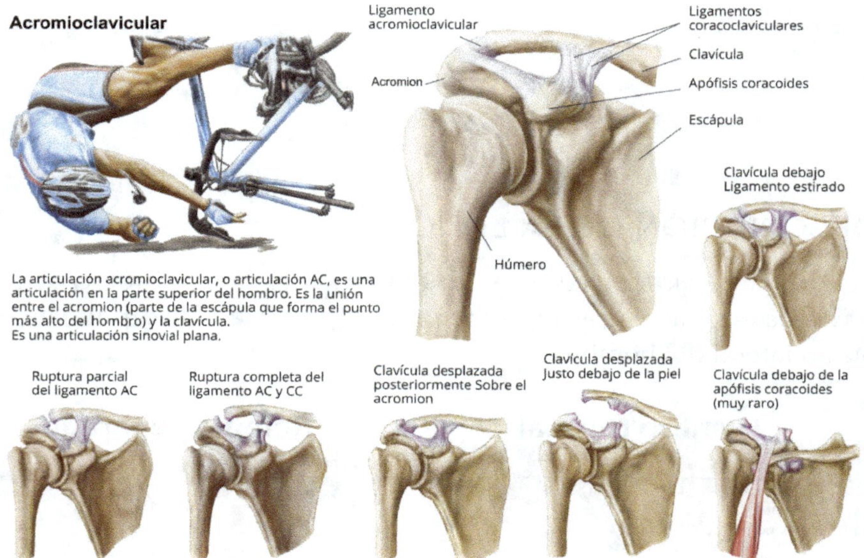

Fig. 8.1.1 Clasificación A-C y Mecanismo de Lesión

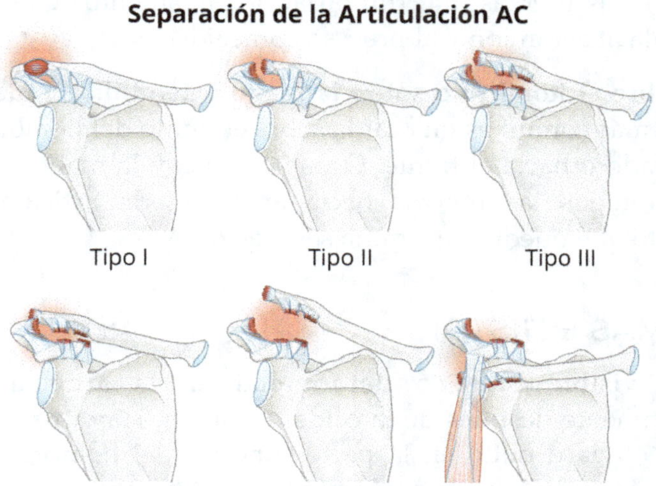

Separación de la Articulación AC

Fig. 8.1.2 Anatomía de la Clasificación de Separación A-C

CLASIFICACIÓN:

1. **Tipo I:** Esguince del ligamento A-C sin desplazamiento.
2. **Tipo II:** Desgarro del ligamento A-C, desplazamiento parcial.
3. **Tipo III:** Desgarro completo de los ligamentos A-C y coracoclavicular (CC), desplazamiento completo.
4. **Tipo IV:** Desgarro completo con desplazamiento posterior de la clavícula.
5. **Tipo V:** Desplazamiento severo con disrupción significativa de la fascia deltoidea-trapezoidal.
6. **Tipo VI:** Desplazamiento inferior de la clavícula (muy raro).

MECANISMO DE LESIÓN:

Golpe directo en el hombro. En deportes como fútbol americano, fútbol, hockey, esquí, snowboard, gimnasia, ciclismo y baloncesto. La lesión puede ocurrir en cualquier actividad que uno pueda pensar donde haya una exposición fuerte de la articulación del hombro. Estas fuerzas interrumpirían los ligamentos que conectan la clavícula al acromion y al proceso coracoideo.

Caída sobre el hombro o sobre la mano extendida. El mecanismo de lesión más común es una caída sobre el punto del hombro, ya sea hacia el lado o hacia el frente. O una caída con la mano extendida, poniendo todas las fuerzas hacia arriba en la articulación del hombro, lo que puede causar una separación AC.

SÍNTOMAS E HISTORIA

Hay un **visible bulto o deformidad en la articulación AC** inmediatamente después de la caída o trauma. Hay una hinchazón dolorosa obvia o bulto en la parte superior del hombro. También hay dolor inmediato en la parte superior del hombro, y esto a veces puede ocurrir con un retraso de 10 a 15 minutos a medida que se desarrolla la hinchazón y el sangrado.

Hinchas y moretones. Esta hinchazón inicial a veces se asocia con sangrado inmediato y, por lo tanto, decoloración de la piel, pero los moretones profundos no ocurren hasta horas más tarde a medida que el sangrado, que es profundo, sale gradualmente a la superficie de la piel. Estos moretones también se desplazan hacia el brazo y el antebrazo debido a la gravedad.

Movimiento limitado del hombro. Al principio, el hombro no se mueve normalmente. Puede estar completamente congelado de dolor, o puede moverse un poco, pero es extremadamente doloroso cuando ocurre el movimiento. El dolor generalmente se localiza en la articulación A-C en la parte superior del hombro, pero también puede irradiarse hacia abajo en la mano o hacia arriba en el cuello.

Examen físico. El primer paso en el diagnóstico es el examen físico. La presencia obvia de un bulto, moretones o hinchazón, como se mencionó anteriormente, es la observación física inicial asociada con la queja del paciente de dolor y movimiento limitado. Al palpar el hombro, ocasionalmente, uno puede incluso sentir la separación de la clavícula del acromion con un espacio de aproximadamente 1 centímetro a veces. Generalmente, solo está hinchado y amoratado y muy sensible al tacto. Intentar mover el brazo causa un dolor exquisito y quejas por parte del paciente.

Rayos X (pueden ser necesarias vistas de estrés). El siguiente paso, especialmente en las primeras lesiones de hombro con luxación o subluxación de la articulación A-C, es las radiografías. Las radiografías pueden revelar el desplazamiento de la clavícula del acromion pero también fracturas que pueden no ser apreciadas en un examen simple.

Ocasionalmente, **se requieren radiografías de estrés**. Mientras el paciente se está haciendo la radiografía en una posición vertical (ya sea de pie o sentado), sostiene una bolsa de arena de 5 libras. Esta técnica de rayos X distrae el acromion de la clavícula. Esta prueba se realiza cuando se sospecha esta separación, pero no parece obvia en una radiografía simple.

RMN. También, en algunos casos, especialmente cuando se sospecha un desgarro del manguito rotador que necesita ser descartado junto con la separación A-C, se indican RMNs. La RMN muestra los ligamentos desgarrados, tanto el ligamento acromioclavicular en la parte superior como el ligamento coracoclavicular profundo. Con estos estudios, se obtiene una imagen completa de la lesión del hombro.

DIAGNÓSTICO

Una vez que se realiza el diagnóstico de **Separación Acromioclavicular**, se puede planificar el tratamiento.Con base en el grado de lesión y clasificación I-VI, se elige un plan de tratamiento desde conservador hasta quirúrgico.

TRATAMIENTO NO OPERATIVO:

Tipo I y II: Manejo conservador (descanso, hielo, NSAIDs, fisioterapia). Para el tratamiento de lesiones de la articulación AC tipo I y tipo II donde hay desgarro del ligamento acromioclavicular, tanto mínimamente esguinzado como algo estirado, se recomienda altamente el tratamiento conservador.

El brazo del paciente se coloca en un cabestrillo para quitar peso del brazo que tira hacia abajo en el hombro. Además, se debe aplicar una abrazadera en forma de ocho para tirar de la clavícula hacia abajo hacia el acromion. Ambos están disponibles comercialmente o a través de un cirujano ortopédico o un fisioterapeuta. Estas abrazaderas o cabestrillos deben usarse aproximadamente de cuatro a seis semanas, aunque la articulación A-C probablemente se sienta mejor después de dos o tres semanas. Esto permite tiempo de curación para que los ligamentos mantengan fuerza, longitud y tensión.

Tipo III: Es controvertido y puede ser tratado conservadoramente o quirúrgicamente. En el tipo III, hay un desgarro no solo del ligamento acromioclavicular, sino, más importante, del ligamento coracoclavicular. Cuando ambos ligamentos están desgarrados, puede haber un desplazamiento de 2 o 3 mm hasta 2 cm de la clavícula hacia arriba desde el acromion.

Dependiendo del deporte y la necesidad de una reconexión completa de la clavícula al acromion, se puede indicar cirugía. En algunos deportes, como el fútbol americano, donde el mariscal de campo tiene que usar su brazo para lanzar durante la temporada, si la lesión ocurre temprano, la articulación A-C no se repara hasta el final de la temporada. Al final de la temporada se puede realizar la operación más importante en ese momento.

La reparación de la articulación A-C se realiza ocasionalmente con pines o una placa. Se utiliza un injerto para mejorar tanto la función como la estética de la articulación del hombro. Si una articulación no se opera y es inestable, puede desarrollarse debilidad, dolor crónico y, a veces, entumecimiento en la mano y el brazo.

TRATAMIENTO QUIRÚRGICO

La decisión de operar una separación A-C III es crítica y debe ser tomada entre el cirujano y el paciente en cuanto a las funciones deportivas y laborales necesarias.

Tipo IV, V, VI: La intervención quirúrgica siempre es necesaria. El tratamiento para separaciones de articulación AC tipo IV, V o VI es quirúrgico, pero nuevamente, si las circunstancias, por ejemplo, un atleta profesional que es mariscal de campo, ocurren temprano en la temporada, ese procedimiento se retrasará hasta que se permita una recuperación prolongada para el procedimiento quirúrgico principal necesario.

CIRUGÍAS PARA SEPARACIÓN A-C DEL HOMBRO

La separación de la articulación acromioclavicular (A-C), a menudo causada por trauma o lesión, se trata en función de la gravedad de la separación. Las cirugías para la separación de la articulación A-C van desde técnicas mínimamente invasivas hasta procedimientos más complejos. Aquí están los principales tipos de lesión articular.

Ahora se discute el manejo quirúrgico de separaciones A-C tipo III, tipo IV, tipo V y tipo VI, incluidas las indicaciones, técnicas y consideraciones postoperatorias.

El tipo III es controvertido ya que no hay una gran cantidad de separación en la mayoría de los casos. Hay una creencia entre muchos cirujanos ortopédicos de que si una separación tipo III no se repara, entonces se desarrollará artritis postraumática futura de la articulación A-C. Las indicaciones también incluyen la necesidad de un uso de alta demanda del hombro, como en muchos atletas y trabajadores. En pacientes que están preocupados por la apariencia estética de su hombro por el bulto en una separación A-C no reparada, también se indica cirugía.

Generalmente, se recomienda el tipo IV al tipo VI debido al desplazamiento significativo y la disfunción, incluido el déficit neurológico que ocurre.

TÉCNICAS QUIRÚRGICAS UTILIZADAS PARA REPARAR LAS SEPARACIONES A-C III-VI

1. Reducción Abierta y Fijación Interna (ORIF)

Procedimiento: Consiste en hacer una incisión de 5-6 cm sobre la articulación A-C para visualizar y reparar directamente los ligamentos. Existen varios métodos disponibles para bajar la clavícula al acromion con fijación.

REPARACIONES QUIRÚRGICAS DEL HOMBRO A-C

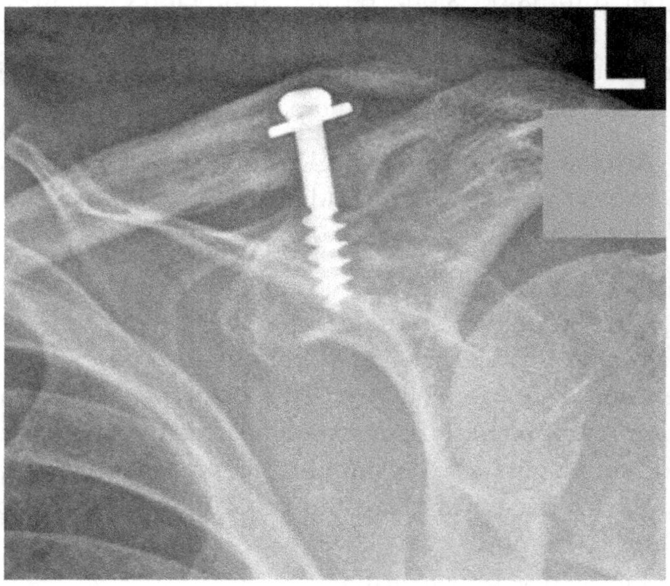

Fig. 8.2.1 Tornillo de Bosworth

Se utiliza un **tornillo de Bosworth** especial y este se perfora a través de la clavícula y en el proceso coracoideo, y esto se realiza generalmente mediante un procedimiento abierto o a través de una incisión mínima.

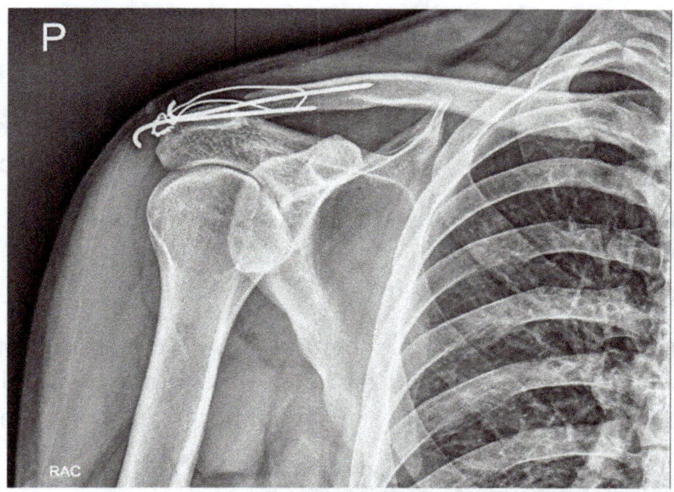

Fig. 8.2.2 Varilla Intramedular

Clavos o varillas pequeñas se colocan en el acromion y en la clavícula para estabilizar la articulación; también se puede complementar con alambres.

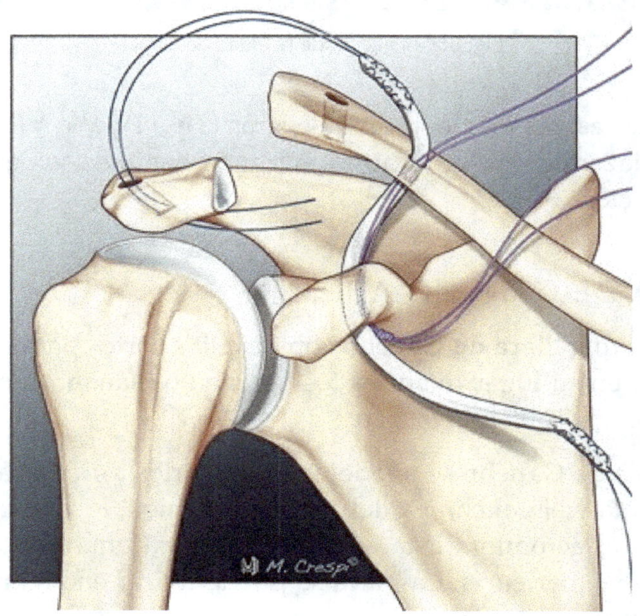

Fig. 8.2.3 Asa fascial alrededor del coracoides y clavícula

ALOGÉNICO O AUTOINJERTO EN RECONSTRUCCIONES PROCEDIMIENTO ABIERTO

Procedimiento: Utiliza tejido de injerto del paciente (autoinjerto) o de un donante (alogénico) para reconstruir los ligamentos dañados.

El **Injerto facial** se teje alrededor de la clavícula y debajo del proceso coracoides y esto llevará la clavícula a su posición anatómica más correcta. Este injerto es permanente.

Beneficios: Este injerto proporciona una reparación fuerte y duradera. El paciente no debería tener limitaciones en actividades de lanzamiento o en el uso muy físico del hombro en el trabajo.

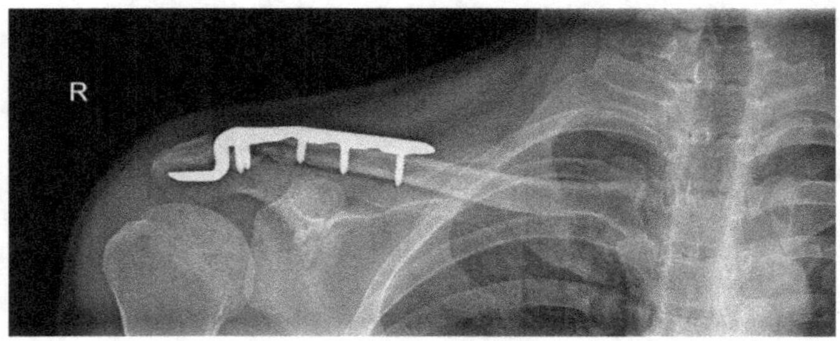

Fig. 8.2.4 Fijación de la Placa de Gancho

Indicaciones: Separaciones más severas (Tipo IV, V o VI) donde hay un desplazamiento significativo. Algunos ejemplos se demuestran a continuación:

PLACA DE GANCHO ABIERTA

Se utiliza una **Placa de Gancho** con tornillos cortos para mantener la clavícula en su lugar mientras los ligamentos sanan. Generalmente, las placas y tornillos se retiran.

Una **Placa de Gancho** se puede usar con varios tornillos adheridos a la clavícula y el gancho va debajo del acromion, lo cual estabiliza la clavícula al acromion. Esta es una técnica extrema que rara vez se usa en mi experiencia. La placa se puede retirar en algún momento en el futuro.

La ventaja de este método es que proporciona estabilidad inmediata. Sin embargo, todavía hay un período de recuperación y terapia.

PROCEDIMIENTO DE WEAVER-DUNN ABIERTO

Procedimiento: Esto implica transferir el ligamento coracoacromial al extremo distal de la clavícula para estabilizar la articulación AC.

Utiliza los tejidos naturales del cuerpo para la reparación. Se usa a menudo para casos crónicos o donde otros procedimientos han fallado.

Las indicaciones para usar este método son casos severos o complejos donde los ligamentos originales están significativamente dañados.

CIRUGÍA ARTROSCÓPICA

Artroscopia es una cirugía mínimamente invasiva que involucra hacer pequeñas incisiones y usar un artroscopio para visualizar y reparar la articulación.

Los beneficios son el uso de menos daño tisular, menor tiempo de recuperación y cicatrización mínima.

Generalmente se usa para separaciones menos severas (Tipo II o III).

CONSIDERACIONES POSTQUIRÚRGICAS PARA TODAS LAS CIRUGÍAS A-C.

Rehabilitación y **terapia física** son esenciales para restaurar la función y la fuerza.

Tiempo de recuperación varía dependiendo del procedimiento y la gravedad de la lesión, oscilando entre unas pocas semanas a varios meses.

Complicaciones: Hay un potencial de infección, problemas con el hardware o curación incompleta.

La elección de la cirugía depende de factores como la gravedad de la lesión, el nivel de actividad del paciente y la salud general. Consultar con un cirujano ortopédico ayudará a determinar el mejor enfoque para cada caso individual.

ARTRITIS ACROMIOCLAVICULAR

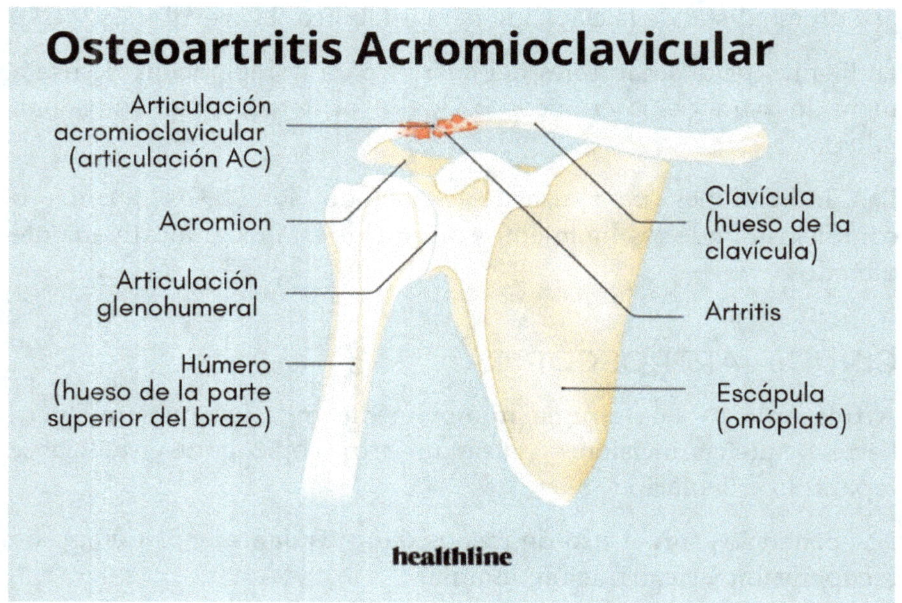

Fig. 8.3 A-C Artritis

La artritis de la articulación acromioclavicular (A-C) es una condición común, particularmente en adultos de mediana edad y mayores o en individuos jóvenes con un historial de trauma en el hombro o actividad intensa por encima de la cabeza. La articulación A-C, ubicada en la parte superior del hombro donde la clavícula (hueso del collar) se encuentra con el acromion (parte de la escápula), es propensa al desgaste debido a su papel en el movimiento y carga del hombro.

CAUSAS

Artritis Degenerativa (Osteoartritis): Esta es la causa más común de artritis de la articulación A-C, resultante del desgaste gradual del cartílago articular con el tiempo.

Artritis Postraumática: Puede desarrollarse después de una lesión en el hombro, como una separación de la articulación A-C o una fractura de la clavícula distal.

Artritis Inflamatoria: Condiciones como la Artritis Reumatoide también pueden afectar la articulación A-C, aunque esto es menos común.

SÍNTOMAS

Dolor: Típicamente localizado en la parte superior del hombro, especialmente al alcanzar a través del cuerpo, levantar objetos por encima de la cabeza o al acostarse sobre el lado afectado.

Hinchazón y Sensibilidad: La articulación A-C puede volverse sensible al tacto y puede estar presente hinchazón. Frecuentemente, se desarrolla un gran bulto evidente con el tiempo.

Reducción del Rango de Movimiento: Particularmente con movimientos que implican levantar el brazo a través del cuerpo o por encima de la cabeza, progresivamente el hombro comienza a doler más con los movimientos. Se asocia con chasquidos.

Crepitación: Crepitación es el término médico para la sensación de roce o trituración. Esto puede sentirse en la articulación durante el movimiento. Se produce ruido, la trituración y los chasquidos pueden escucharse muy fuerte a veces. Esto se acompaña de dolor que varía de 3/10 a 10/10.

Examen Clínico: Un examen físico puede revelar sensibilidad sobre la articulación A-C, dolor con movimientos específicos (como la prueba de aducción cruzada del cuerpo), y posible hinchazón. El bulto evidente es clásico. También se nota un movimiento limitado debido al dolor, específicamente en el área de la articulación A-C.

IMÁGENES

Rayos X pueden mostrar estrechamiento del espacio articular, osteofitos (espolones óseos) y esclerosis subcondral (aumento de la densidad ósea bajo el cartílago) al final de la clavícula.

RMN o Ultrasonido pueden utilizarse para evaluar la articulación y los tejidos blandos circundantes en más detalle, especialmente si se sospechan otras patologías del hombro como el pinzamiento y la patología del manguito rotador.

DIAGNÓSTICO

La artritis de la articulación A-C es extremadamente común, especialmente en hombres que son muy físicos en su trabajo o en sus actividades atléticas. Actividades como el levantamiento de pesas, ejercicios de acondicionamiento físico como flexiones y levantamiento de pesas de la extremidad superior causan tensiones inusualmente altas sobre la articulación A-C. Deportes de lanzamiento y deportes de raqueta también contribuyen en gran medida a la lesión de la articulación A-C con el tiempo.

Primeras separaciones de primer o segundo o incluso tercer grado de la articulación A-C con o sin cirugía también pueden llevar a la artritis de la articulación A-C. Hay enfermedades como la Osteoartritis o la Artritis Reumatoide que pueden causar esta condición. La Artritis Reumatoide ocurre algo más a menudo en mujeres.

OPCIONES DE TRATAMIENTO

Principalmente debido al dolor en esta articulación A-C artrítica el paciente busca ayuda. En mi experiencia, el enfoque más conservador suele ser beneficioso por un período de tiempo, pero finalmente en casos moderados a severos de artritis de la articulación A-C se debe realizar cirugía.

Manejo Conservador: Reducir actividades que exacerban los síntomas, especialmente movimientos por encima de la cabeza o cruzados del cuerpo es fuertemente recomendado.

Terapia Física: Fortalecer los músculos alrededor del hombro y mejorar la mecánica del hombro puede ayudar a reducir el dolor y la limitación del movimiento en la articulación A-C.

Antiinflamatorios No Esteroideos (AINEs): Tomados por vía oral, pueden ayudar a manejar el dolor y la inflamación. Ejemplos de estos medicamentos de venta libre son naproxeno, ibuprofeno y otros.

Inyecciones de Corticoesteroides: Una inyección en la articulación A-C puede proporcionar alivio temporal del dolor y la inflamación durante semanas o meses en mi experiencia. Estas inyecciones deben utilizarse también para el diagnóstico y tratamiento.

TRATAMIENTO QUIRÚRGICO

Resección de Clavícula Distal (Procedimiento de Mumford): Si las medidas conservadoras fallan, este procedimiento abierto implica una incisión de 4 cm sobre la articulación A-C. Usando un osteótomo (cincel) se remueve una pequeña porción de la clavícula distal, usualmente 2 cm, para eliminar el doloroso contacto hueso con hueso entre la clavícula distal y el acromion de la articulación.

Puede realizarse a través de cirugía abierta como se describe o por artroscopia. Mi preferencia durante los últimos 40 años ha sido la artroscópica.

Desbridamiento Artroscópico de la Articulación A-C (Procedimiento de Mumford) Esto involucra limpiar el espacio articular, remover fragmentos sueltos y suavizar las superficies cartilaginosas ásperas. Este procedimiento depende principalmente del uso de una fresa e irrigación para limpiar los fragmentos óseos que se crean con la fresa. La visión directa es excelente en este procedimiento. Se debe lograr la resecación de 2 cm de la clavícula en cada caso. Si se realiza, esto es curativo.

PRONÓSTICO

Con el tratamiento adecuado, muchas personas experimentan un alivio completo de los síntomas. Sin embargo, puede ser necesario un manejo continuo, especialmente si hay cambios degenerativos subyacentes presentes en otras áreas de la articulación, como la porción glenohumeral. En los casos donde es necesaria la cirugía, los resultados son generalmente favorables, con un alto porcentaje de pacientes retornando a sus niveles previos de actividad.

Ocasionalmente, a lo largo de muchos años, la clavícula distal regenera hueso y la articulación A-C vuelve a ser dolorosa. Si es muy molesto con dolor, probablemente se necesitaría y recomendaría cirugía adicional.

DESCRIPCIÓN DEL PROCEDIMIENTO QUIRÚRGICO

El procedimiento de Mumford, también conocido como resección de clavícula distal o excisión de clavícula distal, es una técnica quirúrgica usada para tratar condiciones como la artritis de la articulación A-C, dolor crónico de la articulación A-C o artritis postraumática. El objetivo es remover los 2 cm distales (laterales) de la clavícula para eliminar el dolor causado por el contacto hueso con hueso con el acromion. Esto puede hacerse a través de un enfoque abierto o artroscópico.

PROCEDIMIENTO ABIERTO DE MUMFORD (ORIGINAL)

Preparación Preoperatoria

Anestesia: Se suele usar anestesia general o regional (como un bloqueo interescalénico).

Posicionamiento: El paciente se coloca en una **posición de silla de playa** o semi-reclinada. El brazo afectado se drapea libremente para permitir el movimiento durante el procedimiento.

Pasos Quirúrgicos del Procedimiento Abierto

Incisión: Se realiza una incisión pequeña de 3-5 cm sobre la articulación A-C. Esta incisión es típicamente horizontal y directamente sobre la articulación, permitiendo un fácil acceso a la clavícula distal.

Exposición: La fascia delto-trapezoide se incide y retrae, exponiendo el extremo distal de la clavícula y la articulación AC. Se tiene cuidado de preservar la integridad de la fascia para su posterior reparación.

Los tejidos blandos alrededor de la articulación, incluyendo la cápsula articular, se disecan, cauterizan y retraen para exponer completamente la clavícula distal.

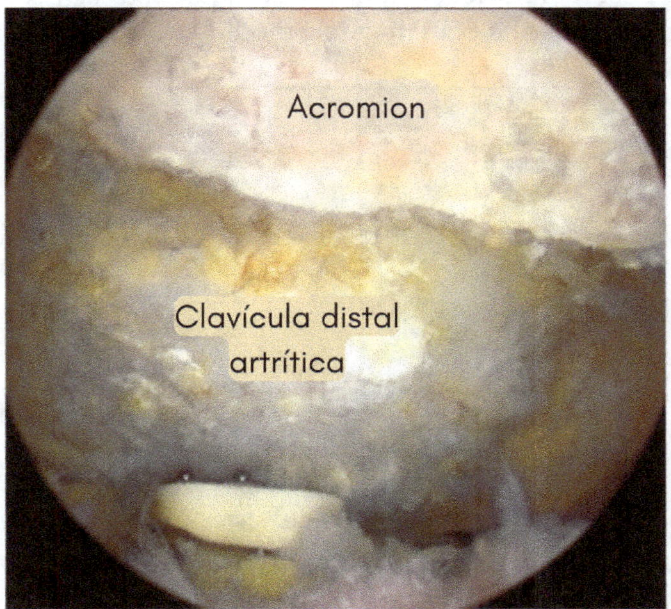

Fig. 8.4.1 Procedimiento de Mumford

Resección de la Clavícula Distal: Se utiliza una sierra o un osteótomo para remover los 2 cm distales de la clavícula. La cantidad resecada puede variar según la preferencia del cirujano y la extensión de la patología, sin embargo, debe eliminarse el contacto total con el acromion.

El extremo cortado de la clavícula se suaviza para evitar bordes afilados que puedan irritar los tejidos circundantes.

Hemostasia: El sangrado se controla utilizando electrocauterio u otros agentes hemostáticos.

Cierre: Se repara meticulosamente la fascia delto-trapezoidal para asegurar la estabilidad.

Los tejidos subcutáneos y la piel se cierran en capas, a menudo con suturas absorbibles para las capas más profundas y suturas no absorbibles o grapas para la piel.

Cuidado Postoperatorio: Se aplica un vendaje estéril, y se coloca el brazo en un cabestrillo para mayor comodidad.

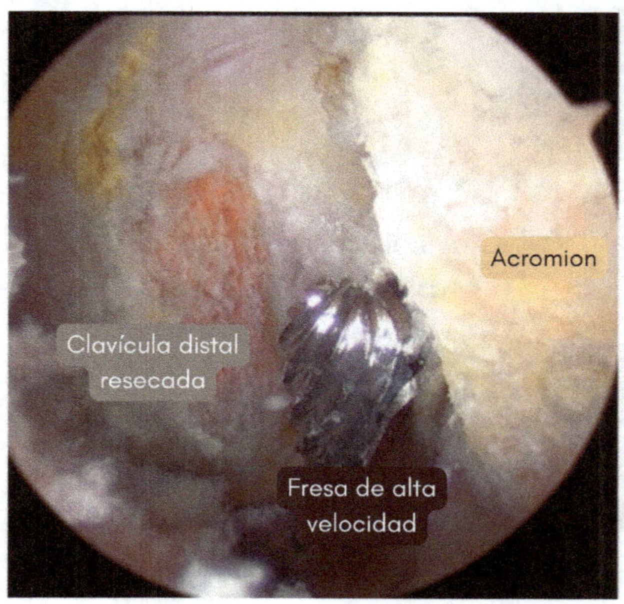

Fig. 8.4.2 Vista artroscópica de una Claviculectomía Distal

PROCEDIMIENTO DE MUMFORD ARTROSCÓPICO

Preparación Preoperatoria

Anestesia: La anestesia general es la más común, pero también se puede usar anestesia regional.

Posicionamiento: El paciente se coloca en posición de **Silla de Playa**. El brazo se coloca en un soporte o se deja colgado libremente para un mejor acceso y visualización.

Pasos Quirúrgicos

Portales y Acceso:

Se establecen portales artroscópicos estándar, típicamente un portal posterior para la visualización y un portal anterior para la instrumentación. También uso un portal lateral para adelgazar el acromion arriba y eliminar parte del extremo clavicular. También se realiza el cambio de la vista artroscópica al portal lateral.

Se pueden hacer portales adicionales según sea necesario para acceder a la articulación A-C. Ocasionalmente, en mis cirugías se utiliza un portal anterosuperior directamente sobre la articulación.

VISUALIZACIÓN DE LA ARTICULACIÓN E INSPECCIÓN DE RUTINA

Se introduce primero un artroscopio en la articulación glenohumeral para la inspección inicial. Luego, el artroscopio se dirige hacia el espacio subacromial para visualizar la parte inferior del acromion y la articulación A-C.

Comúnmente se realiza una bursectomía para mejorar la visualización y el acceso a la articulación.

RESECCIÓN DE LA CLAVÍCULA DISTAL

Se utilizan instrumentos artroscópicos especializados, como fresas, para resecar la clavícula distal. Típicamente, se remueven 2 cm de la clavícula. Consulte **Fig. 8.4.1 y Fig. 8.4.2.**

La resección se realiza bajo visualización artroscópica directa, asegurando la eliminación completa de la porción deseada de la clavícula y el alisado de la superficie resecada.

También se realiza la resección y el adelgazamiento de la parte inferior del acromion con la fresa. Esto aumenta el espacio entre el manguito rotador y el acromion óseo. Esto reduce las posibilidades de pinzamiento o compresión lateral. Este paso también expone el extremo de la clavícula.

Después de la resección, se evalúa el espacio articular para asegurar una descompresión adecuada y confirmar que no queden espolones óseos u otras obstrucciones. Ya no hay contacto entre la clavícula y el acromion.

CIERRE:

Se cierran los portales con una sutura o Steri-Strips, y se aplica un vendaje estéril.

El brazo puede colocarse en un cabestrillo postoperatoriamente.

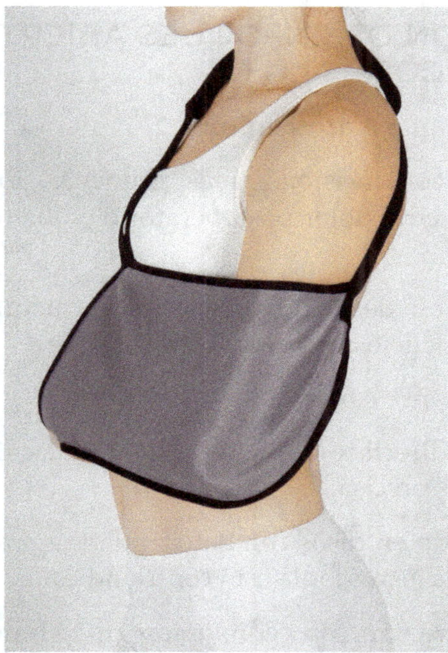

Fig. 8.4.3 Cabestrillo Post Operatorio

CUIDADOS POSTOPERATORIOS

- **Rehabilitación:** Se fomentan los ejercicios de rango de movimiento pasivo temprano para prevenir la rigidez. Los ejercicios de fortalecimiento se introducen gradualmente, centrándose en restaurar la función del hombro mientras se protege la articulación AC.
- **Recuperación:** Los pacientes generalmente regresan a actividades normales dentro de 6-12 semanas con procedimientos abiertos, dependiendo de la extensión del procedimiento y las demandas físicas.

La principal ventaja de un procedimiento de Mumford artroscópico es que hay mucho menos trauma a los tejidos blandos, incluyendo la piel y el músculo. La cicatrización es mucho más corta, como de una a dos semanas. Los ejercicios pueden comenzar de inmediato, y la recuperación total es de solo unas cuatro semanas.

COMPARACIÓN DE ENFOQUES ABIERTOS VS. ARTROSCÓPICOS

Ventajas del Enfoque Artroscópico:

Menos invasivo con incisiones más pequeñas, lo que resulta en potencialmente menos dolor postoperatorio y una recuperación más rápida.

Mejor visualización de la articulación y estructuras circundantes que puede ser beneficiosa en casos complejos.

Ventajas del Enfoque Abierto:

La visualización directa y el acceso a la articulación A-C permiten una resección más precisa.

Puede ser preferido en casos con deformidad ósea significativa o en pacientes donde la artroscopia está contraindicada.

La elección entre un procedimiento de Mumford abierto o artroscópico a menudo depende de la experiencia del cirujano, la anatomía del paciente y la patología específica que se está tratando. Ambos enfoques tienen altas tasas de éxito en aliviar el dolor y restaurar la función en pacientes con patología de la articulación AC.

Mi preferencia al considerar cirugía A-C artroscópica versus abierta (procedimiento de Mumford) es definitivamente el método artroscópico. Esto deja sin cicatrices más que pequeñas marcas de punción. La recuperación es rápida. El cirujano artroscópico, por supuesto, tiene que estar familiarizado con cuánto va a resecar del extremo distal de la clavícula y la parte inferior del acromion. Mi preferencia es 2 cm. Este método artroscópico ha sido exitoso cientos de veces en mis manos durante los 43 años de práctica. En mi experiencia, es uno de los procedimientos de hombro más fáciles de aprender.

9 FRACTURAS CLAVICULARES

Las fracturas claviculares, comúnmente conocidas como fracturas de clavícula, son lesiones frecuentes, especialmente en individuos activos. Generalmente ocurren debido a caídas sobre una mano extendida, impacto directo en el hombro o accidentes traumáticos.

CLASIFICACIÓN DE FRACTURAS DE CLAVÍCULA:

1. Tercio medio: más común.
2. Tercio distal, 15% asociado con articulaciones AC.
3. Tercio medial menos común, solo 5%.
4. Fracturas desplazadas o anguladas.
5. Fracturas conminutas con múltiples fragmentos de hueso.
6. Fracturas abiertas donde la piel se ha roto.
7. Compromiso neurovascular con lesión a nervios y vasos sanguíneos.

FRACTURAS CLAVICULARES

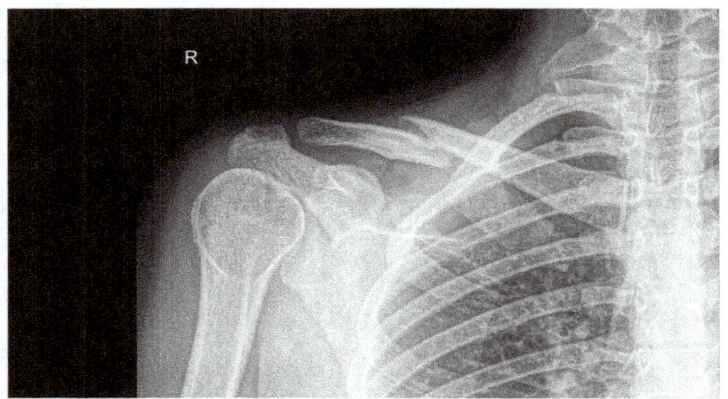

Fig 9.1.1 Fractura del Tercio Medio de la Clavícula

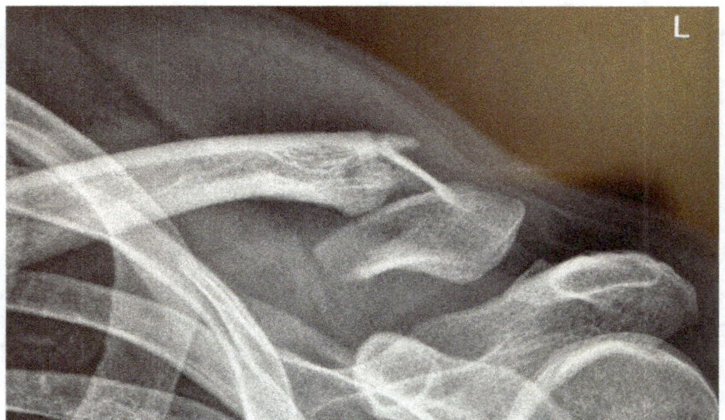

Fig. 9.1.2 Fractura del Tercio Distal

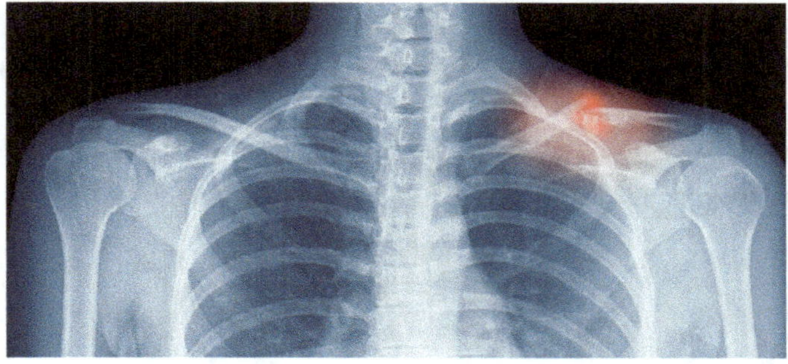

Fig. 9.1.3 Fractura Angulada

Mecanismo de lesión: Las fracturas de clavícula usualmente ocurren por una caída directamente sobre la punta del hombro. También un golpe directo a la clavícula desde el frente puede fracturar este hueso. Además, una caída sobre la mano extendida es muy común, colocando fuerzas sobre la clavícula más allá de su resistencia.

Síntomas: **los síntomas usuales** cuando ocurre la fractura son dolor agudo en el sitio de la fractura, también hay una deformidad visible o protuberancia sobre el sitio de la fractura y eventualmente ocurren hinchazón y moretones, hay tanto dolor que hay un movimiento limitado del hombro en todos los casos.

Un examen físico debe incluir la observación de los hallazgos de hinchazón, sensibilidad y movimiento limitado si hay un desplazamiento amplio de la fractura. Habrá una deformidad obvia que demuestra la ubicación de la fractura.

Las radiografías se utilizan para confirmar la ubicación y tipo de fractura; generalmente, solo se necesitan radiografías simples AP y oblicuas de la clavícula. En una fractura complicada, una tomografía computarizada puede ser útil para crear una impresión tridimensional de la situación. Solo en fracturas severas que involucren problemas neurológicos o vasculares se indicaría una resonancia magnética (MRI).

DIAGNÓSTICO

Después de tomar una historia clínica exhaustiva y realizar un examen físico y radiografías, tenemos el diagnóstico de una fractura de clavícula. Hay diferentes tipos de fracturas de clavícula como se mencionó anteriormente y cada una debe tratarse de manera diferente. Algunas fracturas están mínimamente desplazadas y pueden tratarse de manera conservadora en un adulto. Cuanto más joven es el paciente, más probable es que se pueda tratar una clavícula de manera conservadora, porque se remodelan muy bien. Sin embargo, hay fracturas que necesitan atención quirúrgica ocasionalmente debido a angulación, acortamiento u otras formas de desplazamiento.

TRATAMIENTO

Sempre empiezo con un programa conservador que incluye medicamentos para el dolor, medicamentos antiinflamatorios, se utiliza reposo y hielo en las primeras 72 horas para reducir la hinchazón. Si hay un desplazamiento mínimo, entonces se continúa con la combinación de cabestrillo y un arnés en forma de ocho. Si hay demasiado desplazamiento o angulación, entonces se recomienda cirugía.

La fisioterapia puede comenzar una vez que se haya producido la curación inicial en tres a cuatro semanas. Si se requiere cirugía, generalmente serán necesarias seis semanas de curación. La fisioterapia implica el rango de movimiento y fortalecimiento gradual. La terapia con Theraband y pesas ligeras complementa el tratamiento manual. Se enfatiza el fortalecimiento de la extremidad superior y del hombro.

INDICACIONES PARA LA CIRUGÍA

Aunque muchas fracturas de clavícula sanan bien con tratamiento conservador (como un cabestrillo y fisioterapia), la intervención quirúrgica puede ser necesaria en ciertos casos:

- Fracturas desplazadas: Los extremos de la fractura no están alineados correctamente.

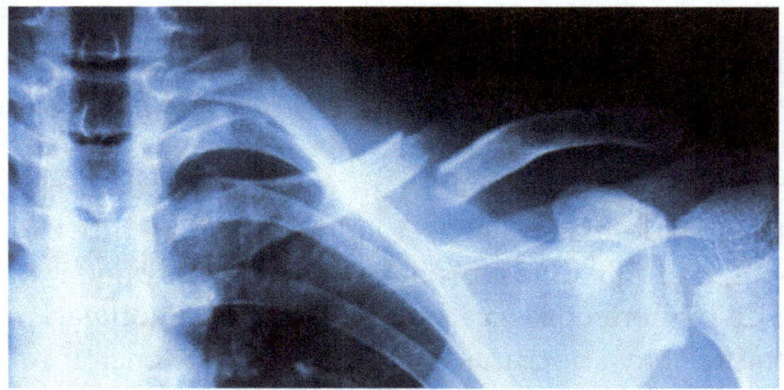

Fig. 9.2 Extremos de Fractura No Alineados

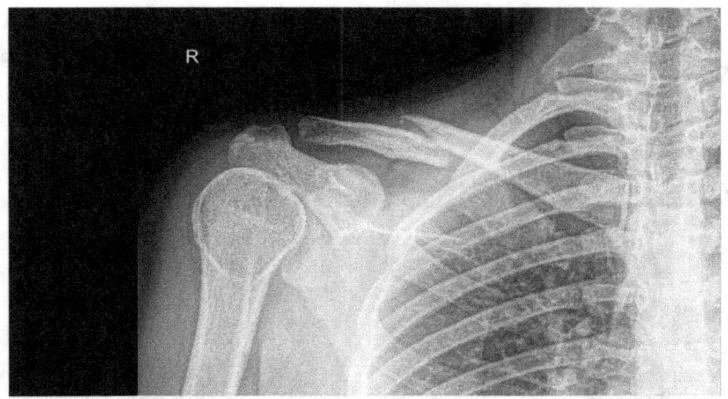

Fig. 9.3 Superposición de Huesos con Acortamiento

DIAGNÓSTICO

Diagnosticar una fractura de la clavícula para un cirujano ortopédico o cualquier médico o personal paramédico es fácil porque la fractura es muy evidente. Sin embargo, hay diferentes tipos de fracturas, algunas requieren tratamiento conservador y otras requieren corrección quirúrgica. Las que tienen una superposición significativa de los huesos fracturados necesitan ser alargadas y fijadas con varillas intermedias o una placa. Los extremos de la fractura deben alinearse lo mejor posible y las piezas volver a colocarse en su lugar lo mejor posible. Si hay una lesión abierta en la piel donde el hueso perforó, los antibióticos son absolutamente necesarios y el tratamiento debe realizarse de inmediato para que no ocurra una infección. Además, en algunos casos existen lesiones con compromiso neurovascular en los nervios o vasos sanguíneos y esto debe ser tratado generalmente por un neurocirujano o un cirujano vascular.

Con el tiempo, algunas fracturas no sanan y puede desarrollarse una no unión donde hay tejido interpuesto. Estas fracturas no sanan en absoluto o se produce una malunión donde no sanan anatómicamente.

Y, por último, a veces las lesiones con conminución (múltiples fragmentos) y acortamiento son demasiado grandes para hacer que la clavícula sea casi anatómica. Se informa al paciente de esto y tendrá que vivir con algunas limitaciones y discapacidades debido al tipo de fractura que fue.

TÉCNICAS QUIRÚRGICAS

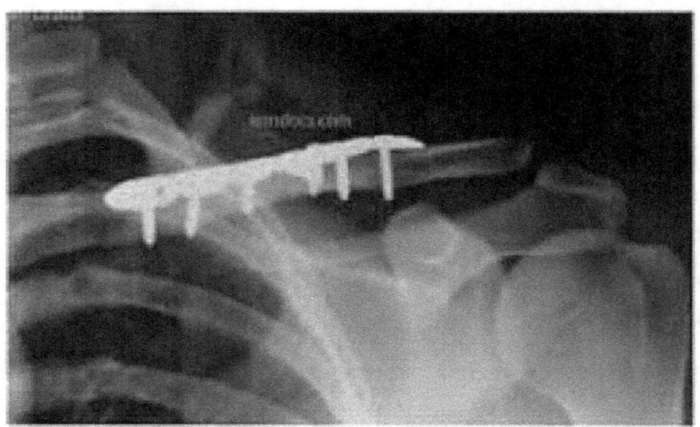

Fig. 9.4 Placas en una Fractura Clavicular

REDUCCIÓN ABIERTA Y FIJACIÓN INTERNA (RAFI):

FIJACIÓN CON PLACA Y TORNILLOS.

Incisión: Se realiza una incisión horizontal sobre el sitio de la fractura de aproximadamente 4-5 centímetros. Esto proporciona una exposición adecuada de la fractura. También permite la introducción de instrumentos para realinear y reducir la fractura lo mejor posible.

Reducción: Los fragmentos del hueso se realinean (reducción). La manipulación y el movimiento de las dos partes principales de la clavícula se realizan con instrumentos quirúrgicos especializados.

Fijación: Una vez que los segmentos óseos de la clavícula están tocando y alineados correctamente, se procede a la fijación. Se coloca una placa pre-contorneada en el aspecto superior de la clavícula y se asegura con tornillos.

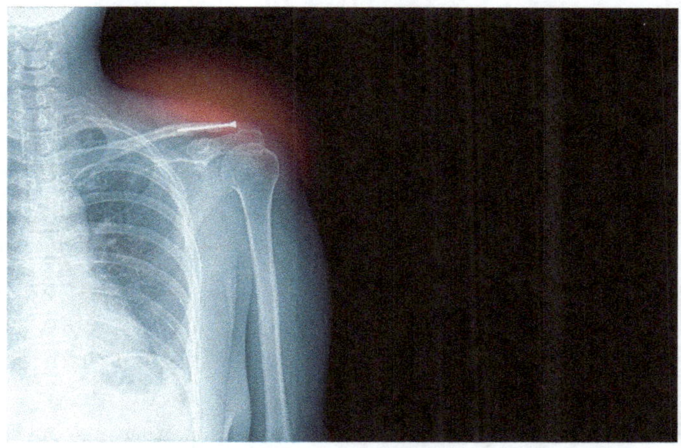

Fig. 9.5 Clavo Intramedular de Fractura

FIJACIÓN INTRAMEDULAR

PROCEDIMIENTO:

Incisión: Se puede usar una pequeña incisión en el sitio de la fractura además de la pequeña incisión en la clavícula distal. La incisión en el sitio de la fractura es necesaria para ajustar los extremos de la fractura mientras se inserta el clavo a través de la fractura.

El propósito de la pequeña incisión en el extremo de la clavícula es introducir el clavo en el hueso.

Reducción: Los fragmentos óseos se alinean. La reducción es el término usado médicamente para colocar los fragmentos óseos en la posición anatómica más precisa posible.

Fijación: Se inserta un clavo intramedular flexible en el canal medular de la clavícula para estabilizar la fractura. El clavo o pin grande se inserta en el extremo distal de la clavícula. Al completar la inserción del clavo, se realiza una radiografía para confirmar la posición adecuada del clavo a través del sitio de la fractura. También se observa la alineación y reducción correcta de la fractura.

Fijación Externa: Es raramente utilizada pero puede estar indicada en casos complejos con lesión severa de tejido blando.

CUIDADO POSTOPERATORIO

Inmovilización: El brazo se coloca en un cabestrillo durante unas semanas. Después de aproximadamente 3 a 6 semanas, dependiendo de la fijación de la fractura y las instrucciones del cirujano, debe comenzar el movimiento. El movimiento puede ser asistido y debe ser asistido por alguien durante las primeras cuatro a seis semanas de movimiento pasivo. Esto es cuando otra persona mueve el brazo y el paciente le indica a la persona que mueve el brazo cuánto dolor siente. Debe haber muy poco dolor con esta actividad. Después de este período de seis semanas, el paciente puede comenzar el movimiento activo sin que alguien mueva el brazo.

Manejo del Dolor: Se espera que haya dolor postoperatorio y se deben utilizar medicamentos para el dolor bastante fuertes. Dosis bajas de narcóticos como oxycontin o Norco pueden usarse con mucho cuidado. Estos son medicamentos muy adictivos y deben ser monitoreados de cerca y prescritos en cantidades muy pequeñas. Después de aproximadamente 3 a 4 semanas, el dolor severo debería haber desaparecido y pueden utilizarse AINEs de venta libre como ibuprofeno, naproxeno y otros medicamentos antiinflamatorios. Acetaminofén en dosis recomendadas debe usarse para el dolor en este momento. AINEs y medicación para el dolor según sea necesario.

Terapia Física: Creo firmemente que se debe involucrar a un terapeuta físico con conocimiento de la extremidad superior, ya que considero que es médicamente necesario. Idealmente, al principio, después de que la curación haya ocurrido en las primeras tres o cuatro semanas, el terapeuta físico debería ver al paciente tres veces por semana. Esta frecuencia puede reducirse en los próximos meses. El programa que se utiliza incluye ejercicios graduales de rango de movimiento seguidos de ejercicios de fortalecimiento. **Ver el**

Capítulo 7 para un programa detallado de terapia física para atletas que se puede aplicar a la mayoría de los pacientes.

CONCLUSIÓN

El manejo quirúrgico de las fracturas claviculares tiene como objetivo restaurar la anatomía de la clavícula, facilitar la movilización temprana y prevenir complicaciones. Cada caso de paciente es único, y la decisión de someterse a cirugía se basa en la naturaleza específica de la fractura y la salud general y el nivel de actividad del paciente.

10 ARTRITIS DE LA ARTICULACIÓN DEL HOMBRO

Mi evaluación como cirujano ortopédico para el diagnóstico y tratamiento de la artritis del hombro implica un enfoque sistemático. Las causas de la artritis del hombro pueden ser por trauma, una condición hereditaria, artritis reumatoide, infección y muchas otras causas. Estas pueden terminar en una situación artrítica de hueso contra hueso en la porción glenohumeral de la articulación del hombro.

En esta sección, discutiré los elementos que utilicé durante 43 años de tratamiento ortopédico de miles de pacientes para llegar a una conclusión diagnóstica precisa. Solo después de un diagnóstico preciso puede comenzar el tratamiento. El tratamiento involucra historia clínica, examen físico, diversos estudios de imagen y pruebas de laboratorio.

También se debe tener en cuenta que he dividido el hombro en la porción glenohumeral de la articulación del hombro y la porción acromioclavicular de la articulación del hombro para una discusión sobre la artritis. Este capítulo se centra en la porción glenohumeral de la articulación del hombro, y el **Capítulo 8** trata sobre la articulación acromioclavicular, generalmente resultado de lesiones en la articulación A-C.

HISTORIA CLÍNICA Y EXAMEN FÍSICO:

Historia: Un buen historial es tomado por el médico o miembro del equipo, y esto debe incluir la duración de los síntomas de dolor en el hombro del paciente, ya sean días, semanas, meses o incluso años. ¿Hubo una limitación de movimiento cuando comenzó, y cómo ha progresado?

¿Hubo un historial de trauma, como una caída, fractura o movimiento repetitivo? El uso excesivo también es una causa de microtrauma en el que, a lo largo de los años, la superficie de la articulación se desgasta. Los deportes de movimiento repetitivo, como el lanzamiento en béisbol y el pase en fútbol americano, también impactan el hockey y el fútbol, y el uso de una raqueta de tenis traumatiza repetidamente las superficies articulares a lo largo de muchos años. Recientemente, el pickleball es muy común en atletas mayores. ¿Cuál es el impacto en las actividades diarias por el dolor y la limitación de movimiento?

Dolor: ¿Cuál era la naturaleza del dolor (por ejemplo, agudo, sordo, constante, intermitente)? ¿El dolor apareció de repente y severamente, o fue mínimo al principio y luego aumentó gradualmente en severidad? ¿El dolor estaba asociado con rechinamiento, chasquidos o bloqueo de la articulación del hombro? ¿El dolor era intermitente con el uso en ciertas posiciones o era constante en todas las posiciones?

Rechinamiento y Ruido de Chasquido: Un hombro artrítico frecuentemente presenta una gran cantidad de rechinamiento, que llamamos crepitación en términos médicos. Esto es el resultado de superficies muy irregulares que se frotan entre sí en el glenoide o copa y la cabeza humeral o bola. Cualquier movimiento causa este rechinamiento y crepitación usualmente asociado con dolor.

Rango de Movimiento: ¿Es el rango de movimiento muy limitante en funciones como levantar el brazo por encima de la cabeza para alcanzar algo en un armario? ¿Es un problema alcanzar hacia adelante o extender detrás del hombro en las actividades diarias? ¿Levantar una taza de café o una botella de agua es doloroso asociado con rechinamiento y en un rango de movimiento muy limitado?

Enfermedad Sistémica: ¿Existe alguna presencia de enfermedades sistémicas como fiebre, pérdida de peso o rigidez matutina? Estos síntomas pueden indicar la presencia de condiciones de artritis sistémica como artritis reumatoide, artritis gotosa, artritis psoriásica u otras condiciones que pueden ser genéticas o relacionadas con infecciones.

EXAMEN FÍSICO:

Físico: En el examen físico básico, comienzo con una inspección para detectar cualquier atrofia muscular, hinchazón o prominencia ósea inusual, como espolones de la articulación A-C.

La palpación para detectar sensibilidad, crepitación o calor es una parte muy importante de la evaluación. También se puede sentir hinchazón. Esto indicaría una condición más aguda con hinchazón y edema asociados posiblemente a una infección aguda o trauma agudo reciente.

Rango de movimiento: Las pruebas (tanto activa como pasiva) son extremadamente importantes para determinar la severidad de la artritis. La prueba **activa** del rango de movimiento indica que el paciente puede mover la articulación del hombro por sí mismo. El rango de movimiento **pasivo** indica que el paciente no puede mover el brazo por sí solo, y el examinador tiene que mover el brazo a lo largo de un rango de movimiento.

Cuanto más disminuido es el rango de movimiento del hombro, mayor es el grado de artritis articular y cicatrices presentes. La limitación moderada a severa del movimiento prohíbe una buena función y también indica que será difícil restaurar fácilmente el hombro a su función completa.

La importancia de las pruebas de **fuerza** de los músculos del manguito rotador no puede ser suficientemente enfatizada. La fuerza muscular eventualmente será necesaria para restaurar la función en las actividades diarias. Desde el inicio de esta evaluación, una estimación del porcentaje de debilidad es importante porque esto determinará el tiempo que llevará restaurar la fuerza del poder muscular del hombro. Un fisioterapeuta capacitado puede asistir al médico en documentar las fortalezas iniciales correctas y el progreso durante las varias semanas o meses de tratamiento.

Pruebas Específicas que realizamos como cirujanos ortopédicos para ayudar a determinar la patología del hombro. Hay pruebas para el pinzamiento, desgarro del manguito rotador, patología de artritis de la articulación A-C y otras pruebas específicas para descartar otras condiciones del hombro.

ESTUDIOS DE IMAGEN

Radiografías: Vistas estándar AP (anteroposterior) y axilares laterales para evaluar el estrechamiento del espacio articular, osteofitos, cuerpos sueltos de hueso y calcificación, esclerosis subcondral y quistes. Fracturas previas y deformidades tanto del glenoide como de la cabeza humeral o articulación AC son evidentes en estas radiografías, generalmente.

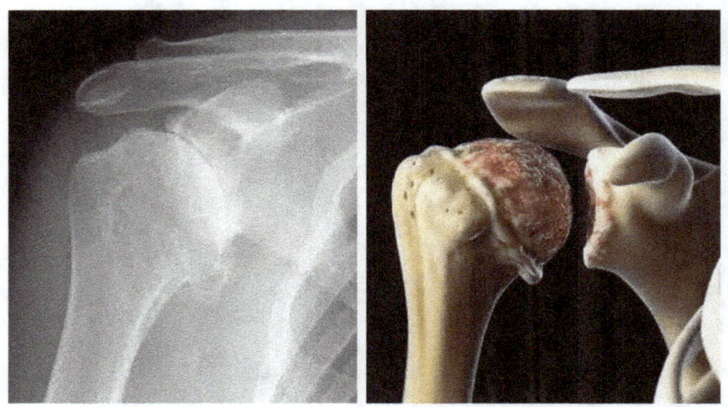

Fig. 10.1 Artritis del Hombro Rayos X Vistas AP y Axilar

RMN. La RMN es una técnica que combina magnetismo y ultrasonido en una gran máquina tubular que luego imprime electrónicamente una imagen de varias estructuras de tejidos blandos y óseas con gran detalle. Las RMNs se utilizan frecuentemente con y sin contraste de Gadolinio para evaluar estructuras de tejidos blandos, incluyendo el manguito rotador, el labrum, el cartílago, los tendones, la cápsula, el líquido sinovial y los cuerpos cartilaginosos sueltos. La circulación hacia la cabeza humeral, así como el colapso, también se pueden determinar con esta técnica.

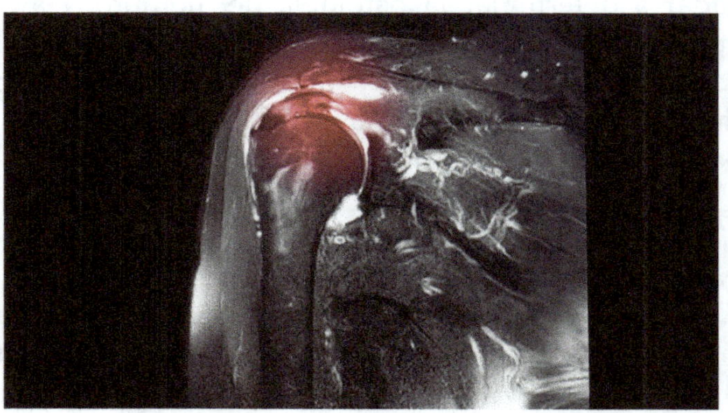

Fig. 10.2 RMN del Hombro Artrítico con Desgarro del Manguito Rotador

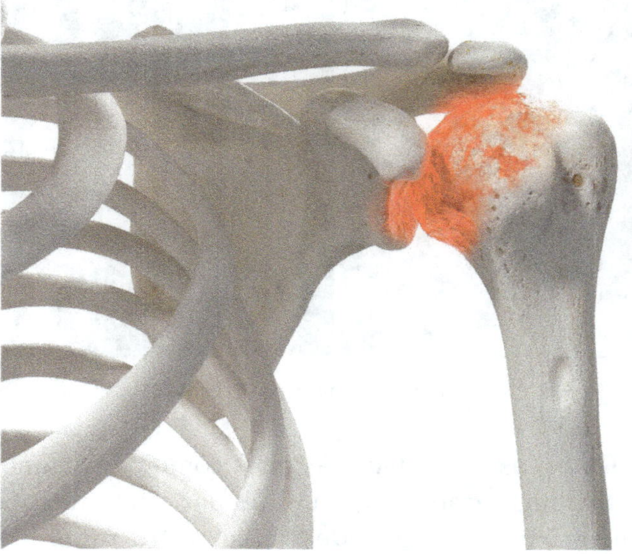

Fig. 10.3.1 Artritis de la Articulación Glenohumeral

Tomografía Computarizada (TC): Una tomografía computarizada es un estudio de rayos X detallados en secciones transversales a lo largo del área de la articulación. Muestra en detalle osteofitos, el espacio articular y varias otras patologías en el hueso principalmente. Creo que este estudio es útil, especialmente al planificar una cirugía en un hombro artrítico.

Ultrasonido: El ultrasonido es una técnica que se aplica a los tejidos blandos de la articulación del hombro. En este caso, varias ondas sonoras rebotan en estos tejidos y se produce una imagen de las estructuras que están deformadas, ausentes o dañadas. El ultrasonido es útil no solo para evaluar las estructuras de tejidos blandos, sino también para proporcionar guía al realizar inyecciones en la articulación del hombro, como en el espacio subacromial o en la porción glenohumeral de la articulación del hombro.

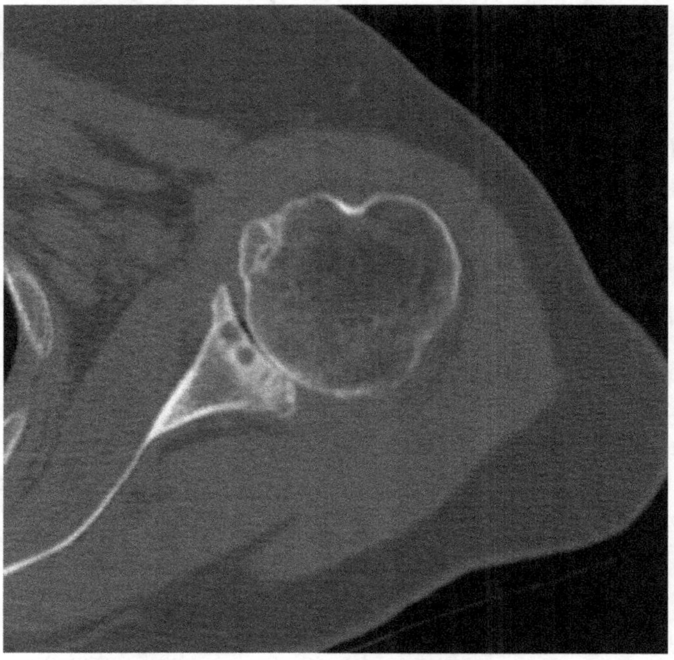

Fig. 10.3.2 Tomografía Computarizada Glenohumeral

Pruebas de laboratorio: Pruebas de laboratorio de varios tipos se utilizan para descartar causas inflamatorias o infecciosas. A continuación se enumeran ejemplos de las pruebas.

Recuento sanguíneo completo (CBC). Esta prueba mide el recuento sanguíneo de glóbulos rojos, glóbulos blancos y plaquetas, y diferencia la presencia o ausencia de infección. Además, en algunos casos, los glóbulos blancos y rojos pueden indicar diversas formas de artritis.

Velocidad de sedimentación de eritrocitos (ESR) y proteína C-reactiva (CRP). Estas pruebas son muy útiles para determinar la presencia de enfermedad activa cuando se sospechan tipos inflamatorios como artritis reumatoide, artritis psoriásica y artritis infecciosa.

Factor reumatoide (FR) y anticuerpos anti-CCP son pruebas excelentes y fiables para la artritis reumatoide. Estas pruebas deben solicitarse en casi todos los casos donde ha habido un deterioro prolongado del hombro.

Aspiración articular y análisis si se sospecha infección o artropatía por cristales. Esto va más allá de las pruebas de sangre, pero en algunos casos específicos es útil.

DIAGNÓSTICO

Ya sea que haya **Artritis Post-Traumática, Osteoartritis o Artritis Reumatoide**, la etapa final se trata de la misma manera. Las primeras etapas que llevan a la artritis ósea en fase terminal pueden tratarse inicialmente de manera conservadora. Gradualmente, estas condiciones suelen empeorar con el tiempo.

TRATAMIENTO

Como siempre, en el tratamiento de un hombro artrítico, se deben utilizar los tratamientos más conservadores y eficientes para eliminar el dolor del paciente y mejorar el rango de movimiento. Lo siguiente es simplemente una guía para que el paciente entienda qué tipos de recomendaciones encontrará. Será capaz de preguntar inteligentemente al médico/cirujano tratante por qué se han recomendado varios tratamientos.

MANEJO NO QUIRÚRGICO

LOS MEDICAMENTOS SON LA PRIMERA LÍNEA DE DEFENSA.

AINEs (Antiinflamatorios No Esteroideos) para el dolor y la inflamación son los pilares del tratamiento temprano mediante medios conservadores para un hombro inflamado y doloroso. En cierta medida, también se reduce el dolor con estos medicamentos antiinflamatorios. Hay muchas opciones de AINEs: Naproxeno, Ibuprofeno, Celebrex, Aleve, y otros medicamentos prescritos, así como medicación de venta libre. Estos deben tomarse según lo prescrito por el médico y tomarse con alimentos o un antiácido para proteger el revestimiento del estómago.

Acetaminofén es, con mucho, el medicamento más comúnmente utilizado para el alivio del dolor. Este medicamento es de venta libre y proporciona alivio para un dolor leve a moderado dependiendo de la dosis y el paciente. No es adictivo. Esto puede tomarse en combinación con los AINEs, de acuerdo con las instrucciones en la caja. Por ejemplo, a menudo recomiendo dos Aleve y dos acetaminofén dos veces al día para el dolor moderado.

En pacientes con dolor moderado a severo que es constante e implacable, un **Médico de Manejo del Dolor** debería desempeñar un papel. Si las actividades de la vida diaria, así como el sueño, están muy significativamente afectados, es mi recomendación que se prescriba un medicamento para el dolor más fuerte. Hay formas seguras de prescribir Tramadol, Oxycontin, Norco y otros medicamentos controlados en dosis muy bajas que aliviarán el dolor.

En probablemente 1 de cada 10 pacientes, existe el riesgo de adicción. Se debe tener cuidado al prescribir narcóticos así como su utilización. En mi opinión, se requiere **cooperación** entre el paciente, el cirujano ortopédico y el médico de manejo del dolor.

INYECCIONES

Inyecciones intraarticulares de corticosteroides para exacerbaciones agudas son indispensables. Desde 1976, cuando comencé mi práctica ortopédica, he utilizado estas inyecciones.

Mis inyecciones son una mezcla de 1 CC/40mg de Depo-medrol, 3 CC de Lidocaína al 1.0% y 3 CC de Marcaína al 0.5%. Esto se inyecta con esterilidad, usualmente en el espacio subacromial o en la porción glenohumeral de la articulación del hombro.

También pueden usarse como **inyecciones de puntos gatillo** en los músculos alrededor del hombro. En cuestión de minutos, el dolor se alivia, y el anestésico de acción prolongada proporciona alivio durante aproximadamente 14 horas. En mi experiencia, el componente Depo-medrol reducirá la inflamación durante meses. Existe un riesgo mínimo con estas inyecciones.

Puede haber una rara infección que puede tratarse con antibióticos. Se debe notar que se puede usar una variedad de derivados de cortisona, así como opciones de anestesia para las inyecciones. Además, si un médico se siente más cómodo usando ultrasonido para localizar la articulación subacromial y la articulación glenohumeral, esto se puede hacer en un quirófano, pero usualmente se puede hacer en el consultorio sin ultrasonido.

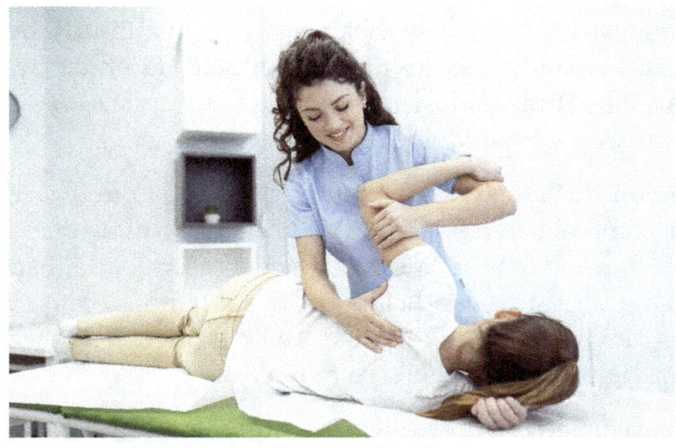

Fig 10.4 Ejercicio de Rango de Movimiento

TERAPIA FÍSICA

Ejercicios de rango de movimiento (ROM) para mantener la movilidad de las articulaciones pueden ser dolorosos en un hombro artrítico y generalmente se asocian con una gran cantidad de rechinidos, pero deben hacerse de todos modos. Si el ROM no se mantiene, el éxito de cualquier tratamiento en un hombro artrítico está condenado. El paciente tendrá un hombro congelado que será inútil y extremadamente rígido.

Ejercicios de fortalecimiento para los músculos del hombro son necesarios. Usando pesas ligeras y ejercicios diarios, haciendo solo 10 o 20 repeticiones en cada dirección de flexión, extensión y abducción mantendrán la fuerza de los músculos del hombro y el uso funcional de todo el brazo. Si los músculos deltoides, bíceps o tríceps no pueden mover el hombro incluso a pesar de un desgarro del manguito rotador o artritis, entonces, una vez más, este hombro será inútil. Esta es la razón por la que es tan importante utilizar pesas ligeras y hacer ejercicio diario para fortalecer los músculos del hombro, aunque probablemente sea doloroso.

Terapia de calor/frío y tratamientos de ultrasonido se han utilizado para aliviar parte del dolor en el área del hombro. Cada persona tiene una respuesta única, en mi opinión, al calor para aliviar el dolor en reposo. El frío se usa mejor por 15 a 20 minutos después de un programa de ejercicios para reducir la hinchazón. Los dispositivos de ultrasonido y los masajeadores aplicados al músculo parecen aliviar parte del dolor también.

Modificación de la actividad Evitar actividades que exacerben los síntomas, como el uso por encima de la cabeza o el uso repetitivo en la posición por encima de la cabeza, no se recomienda. Este tipo de actividad agravará una condición artrítica y también causará mucho dolor. Los movimientos dolorosos deben restringirse a la fisioterapia con la guía de un terapeuta en ese momento.

El uso de dispositivos de asistencia o aparatos ortopédicos para el hombro es limitado porque el hombro no es una articulación de carga que usualmente requiere un bastón o cualquier otro tipo de dispositivo como ese. Sin embargo, hay un aparato ortopédico para el hombro que ajusta el hombro un poco más si está suelto y doloroso. Estos están disponibles comercialmente en Internet o a través de una oficina ortopédica.

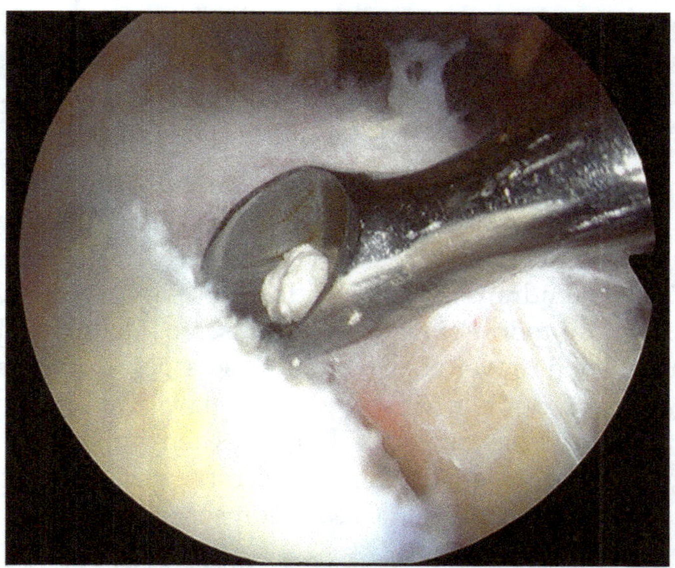

Fig. 10.5 Desbridamiento Artroscópico de Articulación Artrítica

MANEJO QUIRÚRGICO:

Artroscopia de Hombro Un procedimiento mínimamente invasivo para desbridar la articulación, remover cuerpos sueltos o realizar una sinovectomía se realiza comúnmente. Esto requiere tres pequeñas punciones en la piel del hombro. **Ver Fig. 2.6**

Un telescopio llamado artroscopio se inserta en una de las punciones, mientras que los instrumentos de operación para aspirar, agarrar y cortar se insertan en las otras punciones. Un cortador eléctrico, un cortador y un cauterio también se introducen para realizar la sinovectomía. Ver **Fig.. 2.4.1** La sinovectomía elimina el revestimiento doloroso de la articulación que produce un exceso de líquido articular. Este procedimiento se realiza bajo anestesia general. Los riesgos son mínimos. El fracaso para lograr el resultado deseado y la infección son las principales complicaciones poco frecuentes.

CIRUGÍA DE IMPLANTE ARTICULAR

Implantes Cuando un hombro artrítico se deteriora en la etapa final de un doloroso hueso contra hueso, es momento de considerar un **Implante**. Hay tres tipos de implantes. En el primer tipo **Hemiartroplastia** solo se reemplaza la cabeza humeral. En el segundo tipo se reemplazan tanto la cabeza humeral como el glenoideo. El tercer tipo también reemplaza la cabeza humeral y el glenoideo, pero no anatómicamente.

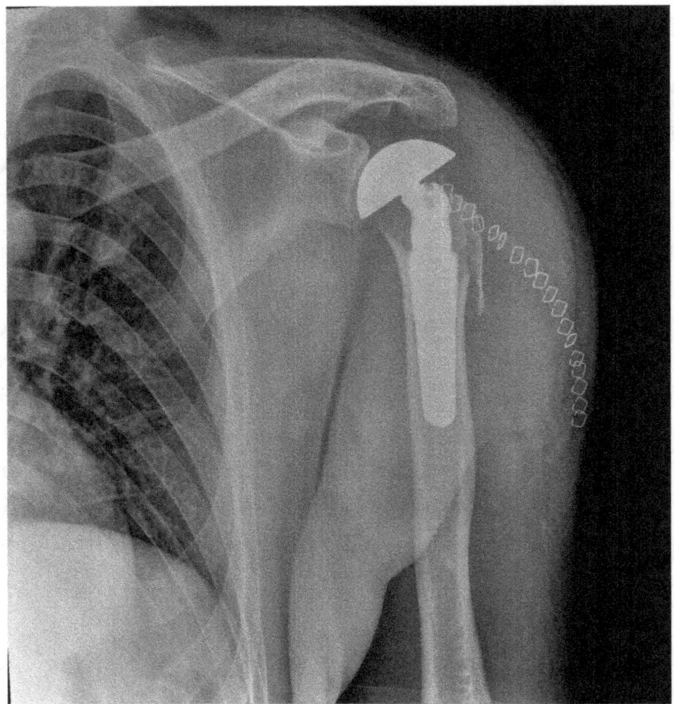

Fig. 10.6 Hemiartroplastia del Hombro

Hemiartroplastia Este procedimiento implica la sustitución únicamente de la cabeza humeral. Reemplazar solo la cabeza humeral en un hombro artrítico generalmente tiene un buen índice de éxito, pero varía según varios factores. Estos incluyen la causa subyacente de la artritis, la edad del paciente, el nivel de actividad y la salud general. Estos son algunos puntos clave sobre su tasa de éxito.

Este procedimiento también se utiliza con frecuencia en fracturas de tres partes y cuatro partes de la cabeza humeral con hueso blando más viejo. La cabeza no puede ser reparada, por lo que es reemplazada.

PROCEDIMIENTO DE HEMIARTROPLASTIA

A continuación, se ofrece una descripción paso a paso del procedimiento:

Preparación Preoperatoria: El paciente se somete a una evaluación médica y cardíaca preoperatoria completa, incluyendo EKG y radiografía de tórax, así como estudios de imagen como radiografías de hombro, tomografías o resonancias magnéticas para evaluar la condición de la articulación del hombro.

Se administra anestesia al paciente, generalmente anestesia general o un bloqueo regional, para adormecer el área del hombro.

Incisión y Exposición: Se realiza una incisión quirúrgica anteriormente sobre la articulación del hombro, típicamente a través de la ranura deltopectoral (entre los músculos deltoides y pectoral).

El cirujano cuidadosamente disecciona los tejidos blandos para exponer la articulación del hombro, cuidando de proteger los nervios y vasos sanguíneos circundantes.

Extracción de la Cabeza Humeral: La cabeza humeral se disloca del glenoides (cavidad) para obtener mejor acceso.

La cabeza humeral dañada o artrítica se retira utilizando instrumentos quirúrgicos especializados.

Preparación del Eje Humeral: El eje humeral (el hueso largo que se extiende desde el hombro hasta el codo) se prepara para recibir el implante protésico.

El hueso se moldea y se trilla en el interior de este hueso tubular para crear un ajuste preciso para la prótesis.

Inserción de la Prótesis: Se inserta una Cabeza Humeral protésica de metal o cerámica en el eje humeral preparado.

La prótesis se asegura usando técnicas con cemento o sin cemento, dependiendo de la calidad del hueso del paciente y la preferencia del cirujano.

Reinserción de los Tejidos Blandos: El cirujano vuelve a unir los tejidos blandos, incluidos los tendones del manguito rotador y los músculos para asegurar la estabilidad y función adecuadas de la articulación del hombro.

Se prueba la articulación por rango de movimiento y estabilidad.

Cierre: La incisión quirúrgica se cierra en capas utilizando suturas o grapas.

Se aplica un vendaje estéril a la herida.

Cuidado Postoperatorio: El paciente es llevado a la sala de recuperación y monitoreado mientras pasa el efecto de la anestesia.

Se inician medidas para el manejo del dolor, antibióticos y prevención de coágulos de sangre.

Una vez en casa o en un centro de cuidado extendido, el paciente se somete a un programa de rehabilitación que incluye fisioterapia para recuperar la fuerza y movilidad del hombro.

La hemiartroplastia a menudo se indica cuando el glenoides (cavidad) está relativamente sano y solo la cabeza humeral está severamente dañada. Puede proporcionar un alivio significativo del dolor y mejorar la función del hombro, aunque los resultados pueden variar dependiendo de la condición subyacente y la salud general del paciente.

Alivio del Dolor y Función: La hemiartroplastia a menudo proporciona un alivio significativo del dolor y mejora la función del hombro. Muchos pacientes experimentan resultados buenos a excelentes, particularmente en términos de reducción del dolor.

Durabilidad: La longevidad de una hemiartroplastia puede variar. Los estudios han demostrado que muchos pacientes aún tienen un implante bien funcionando 10-15 años después de la cirugía. Sin embargo, los pacientes más jóvenes y activos podrían experimentar desgaste antes.

Tasas de Revisión: La tasa de revisión para la hemiartroplastia es generalmente más alta que para la artroplastia total de hombro

(TSA). Eventualmente, los pacientes podrían necesitar una conversión a TSA si el glenoides (cavidad del hombro) se vuelve cada vez más artrítico.

Complicaciones: Como con cualquier cirugía, pueden ocurrir complicaciones, incluyendo infección, lesión de nervios, fractura o problemas con el implante.

Satisfacción del Paciente: La mayoría de los pacientes reportan altos niveles de satisfacción con sus resultados, especialmente en términos de alivio del dolor. Sin embargo, las tasas de satisfacción podrían ser ligeramente menores en comparación con las de la artroplastia total del hombro.

Comparación con TSA: La artroplastia total de hombro, que reemplaza tanto la cabeza humeral como el glenoides, a menudo muestra mejores resultados en términos de alivio del dolor, función y longevidad en comparación con la hemiartroplastia.

ARTROPLASTIA TOTAL DE HOMBRO (TSA):

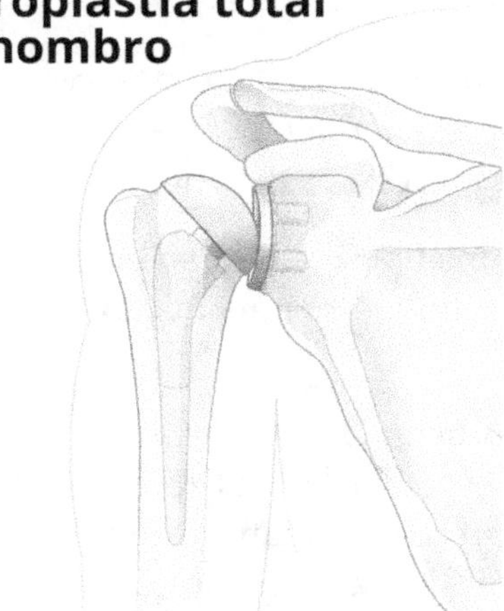

Fig.10.7 Artroplastia Total de Hombro

La artroplastia total de hombro (TSA), también conocida como cirugía de reemplazo de hombro, se realiza para aliviar el dolor y restaurar la función en pacientes con artritis severa de la articulación del hombro o daño. A continuación se presenta una descripción paso a paso del procedimiento:

PREPARACIÓN PREOPERATORIA

Anestesia Se administra anestesia general o un bloqueo nervioso regional al paciente para garantizar que esté libre de dolor e inconsciente durante el procedimiento.

Posicionamiento El paciente se coloca en una posición semirreclinada, a menudo referida como posición de **Silla de Playa**, para proporcionar al cirujano un acceso óptimo a la articulación del hombro.

PROCEDIMIENTO QUIRÚRGICO

Incisión Se realiza una incisión deltopectoral desde justo por encima de la clavícula hasta el músculo deltoides. Esto permite el acceso a la articulación del hombro sin cortar músculos principales.

Exposición Los músculos deltoides y pectorales se separan cuidadosamente. La vena cefálica se retrae generalmente lateral o medialmente para protegerla durante el procedimiento.

Disección El tendón subescapular se libera o se divide para exponer la cápsula articular. Luego se abre la cápsula articular para revelar la cabeza humeral.

Resección de la Cabeza Humeral La cabeza humeral se disloca del glenoides. Luego se corta la cabeza humeral utilizando una sierra quirúrgica, y se prepara el canal humeral para recibir el vástago protésico. Esto implica el fresado del canal al tamaño y forma apropiados.

Preparación del Glenoides: La cavidad glenoidea se prepara removiendo cualquier cartílago restante y dando forma al hueso para encajar el componente glenoideo. Puede quitarse una pequeña cantidad de hueso para crear una superficie plana.

COLOCACIÓN DEL IMPLANTE:

Componente Humeral: Se inserta el vástago humeral en el canal humeral, y se adhiere el componente de cabeza humeral del tamaño apropiado al vástago.

Componente Glenoideo: El componente glenoideo se cementa o se ajusta a presión en la cavidad glenoidea preparada.

Reducción y Estabilidad: El componente de cabeza humeral se reduce en el componente glenoideo para asegurar un ajuste y estabilidad adecuados. Se verifica el rango de movimiento y estabilidad de la articulación para asegurar un alineamiento y función apropiados.

Cierre: Se repara el tendón subescapular, y los músculos y tejidos se cierran meticulosamente en capas. Pueden colocarse drenajes para remover el exceso de fluido del sitio quirúrgico.

Cierre de la Herida: La piel se cierra usando suturas o grapas, y se aplica un apósito estéril.

CUIDADO POSTOPERATORIO

Recuperación: El paciente es llevado a la sala de recuperación y monitoreado hasta que pase el efecto de la anestesia. Se inicia el manejo del dolor.

Inmovilización: El brazo se coloca típicamente en un cabestrillo para inmovilizar el hombro y permitir la curación inicial.

Rehabilitación: La fisioterapia comienza poco después de la cirugía para restaurar el rango de movimiento y fortalecer los músculos del hombro. En casa o en una instalación de cuidado, la rehabilitación es una parte crucial del proceso de recuperación y continúa por varios meses. Al principio, se inician los ejercicios de rango de movimiento de manera suave, luego progresan rápidamente a un rango completo de movimiento dependiendo del nivel de dolor. Mi experiencia es que se requiere medicación fuerte para el dolor durante aproximadamente dos meses.

SEGUIMIENTO

Son necesarias citas de seguimiento regulares semanales para monitorear el proceso de curación, verificar la función de los componentes protésicos y asegurar que el paciente progresa bien con la rehabilitación.

La **Artroplastia Total de Hombro** es un procedimiento complejo, pero puede proporcionar un alivio significativo del dolor y mejorar la calidad de vida de los pacientes con condiciones severas de hombro.

La tasa de éxito de la **TSA** del hombro puede variar según diversos factores, como la edad del paciente, la severidad de la condición, la técnica quirúrgica, el cuidado postoperatorio y la experiencia del cirujano. Aquí hay una visión general de las tasas de éxito y resultados para la artroplastia total de hombro TSA.

La **TSA** se realiza típicamente para pacientes con osteoartritis severa, artritis reumatoide o artritis post-traumática. Las tasas de éxito para la TSA son generalmente altas.

Alivio del dolor y mejora funcional: La mayoría de los pacientes experimentan un alivio significativo del dolor y una mejor función del hombro después de un período de curación de varias semanas.

Satisfacción del paciente: Se reporta que la satisfacción del paciente está alrededor del 90 al 95%. Esto incluye el rango de movimiento, alivio del dolor y mejora funcional.

Sobrevida: Las tasas de sobrevida de la articulación protésica son aproximadamente del 90 al 95% a los 10 años; y alrededor del 85% a los 20 años.

Hay una tasa de revisión que ocurre en hombros totales y esta tasa de revisión depende del tiempo no usado, así como de algunas complicaciones. Algunas complicaciones que ocurren son infección, aflojamiento protésico, desgarros del manguito rotador y fracturas periprotésicas. Todas estas revisiones son posibles, y se puede lograr una mejora para el paciente.

Artroplastia Total de Hombro Inversa (RTSA): Se utiliza en casos con ausencia del manguito rotador por desgarros severos, daño severo de la articulación, artritis post-traumática y cirugía previa del hombro fallida.

PROCEDIMIENTO QUIRÚRGICO

PREPARACIÓN PREOPERATORIA

Evaluación y Planificación: Historia detallada del paciente y examen físico.

Estudios de imagen (rayos X, tomografías o resonancias magnéticas) para evaluar la condición del hombro.

Planificación preoperatoria con software de plantillas para determinar el tamaño y posicionamiento correctos de los implantes.

Anestesia: Anestesia general o bloqueo nervioso regional.

PROCEDIMIENTO QUIRÚRGICO

Posicionamiento del Paciente: El paciente se coloca en posición de Silla de Playa, semierguido, con la cabeza elevada.

Incisión: Se utiliza comúnmente un abordaje deltopectoral o superior. Se realiza una incisión sobre la articulación del hombro.

Exposición: Disección a través de los músculos deltoides y pectorales para exponer la articulación del hombro.

Identificación cuidadosa y protección del nervio axilar.

Preparación del Glenoides: Se expone la cavidad glenoidea (zócalo de la escápula).

Remoción de cualquier cartílago restante y preparación de la superficie ósea.

Colocación de la base y fijación con tornillos en el hueso glenoideo.

Preparación Humeral: Exposición del húmero proximal (hueso del brazo superior).

Remoción de la cabeza humeral y preparación del canal humeral.

Colocación del vástago humeral en el canal, cementado o ajustado a presión.

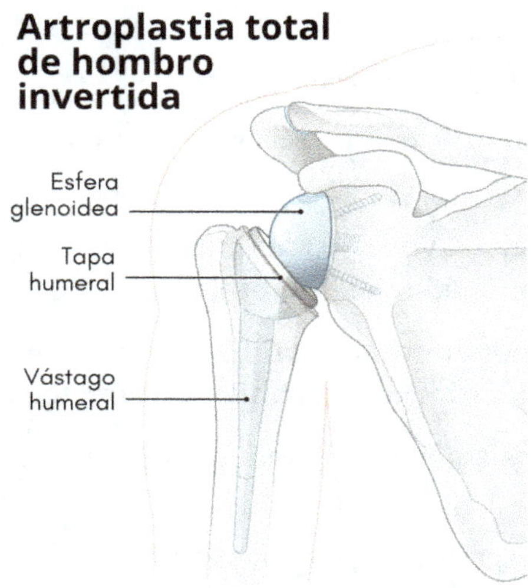

Fig. 10.8 Artroplastia total de hombro invertida

Implantación: Fijación de la glenosfera (componente de bola) a la placa base en el glenoides.

Colocación de la copa de polietileno (cavidad) en el vástago humeral.

Reducción: Los nuevos componentes de bola (glenosfera) y cavidad (copa de polietileno) se articulan para restaurar la función del hombro.

Cierre: Cierre en capas de los tejidos blandos y la piel.

Colocación de un drenaje, si es necesario.

CUIDADO POSTOPERATORIO

Recuperación: Monitoreo en la sala de recuperación hasta estabilizarse.

Manejo del dolor con medicamentos.

Inmovilización inicial del hombro con una honda o un soporte.

Rehabilitación: Fisioterapia para recuperar movimiento y fuerza.

Progresión gradual de actividades bajo la guía de un fisioterapeuta.

Seguimiento: Visitas de seguimiento regulares semanalmente para monitorear la curación y la posición del implante.

COMPLICACIONES POTENCIALES

- Infección
- Lesión nerviosa
- Dislocación del implante
- Fractura
- Aflogamiento del implante con el tiempo

La **RTSA** puede mejorar significativamente la función del hombro y reducir el dolor en pacientes con condiciones complejas del hombro que no son susceptibles a otros tratamientos.

Seguimiento y Rehabilitación: Seguimiento regular para monitorear la progresión de la enfermedad y responder al tratamiento.

Rehabilitación postoperatoria para asegurar una recuperación y función óptimas después de la cirugía.

CONSIDERACIONES ADICIONALES

Educación del Paciente: Informar a los pacientes sobre la naturaleza de la enfermedad, las opciones de tratamiento y los resultados realistas.

Enfoque Multidisciplinario: Colaboración con reumatólogos, fisioterapeutas y especialistas en dolor según sea necesario.

Modificaciones del Estilo de Vida: Fomentar el control de peso, una dieta saludable y ejercicios de bajo impacto para apoyar la salud articular.

11 FRACTURAS DE CABEZA HUMERAL

Fracturas humerales proximales (ROTURAS) SON COMUNES, especialmente entre los ancianos. Una caída sobre un brazo extendido o un trauma directo al hombro es la causa más frecuente de esta lesión. El hueso humeral proximal incluye la cabeza humeral, el cuello anatómico, el cuello quirúrgico, y las tuberosidades mayor y menor.

HISTORIA Y SÍNTOMAS

Los pacientes generalmente presentan dolor severo alrededor del hombro, hinchazón de tejidos blandos, hematomas y movimiento limitado. A veces hay una deformidad visible.

ESTUDIOS ESPECIALES

El diagnóstico se confirma mediante estudios de imagen.

Rayos X: Los primeros estudios iniciales, incluyendo vistas AP, lateral y axilar del hombro son extremadamente necesarios. Los rayos X muestran los huesos, fracturas y las relaciones de los diferentes fragmentos entre sí.

TAC: Para fracturas más complejas o cuando se necesita planificación quirúrgica, el TAC proporciona una vista tridimensional de los fragmentos óseos de la fractura y su orientación.

Resonancia Magnética: A veces se utiliza para evaluar lesiones de tejidos blandos asociadas, como desgarros del manguito rotador o daño a las estructuras neurovasculares.

DIAGNÓSTICO

Casi todas las **Fracturas de Cabeza Humeral** son causadas por caídas o impactos directos severos, como en un accidente de coche. Estas fracturas se describen en cuatro partes.

El enfoque de tratamiento depende de la clasificación de las fracturas de cabeza humeral y del paciente.

El sistema de clasificación de Neer se usa comúnmente para describir estas fracturas. Se basa en el número de partes de la fractura, desplazamiento y angulación.

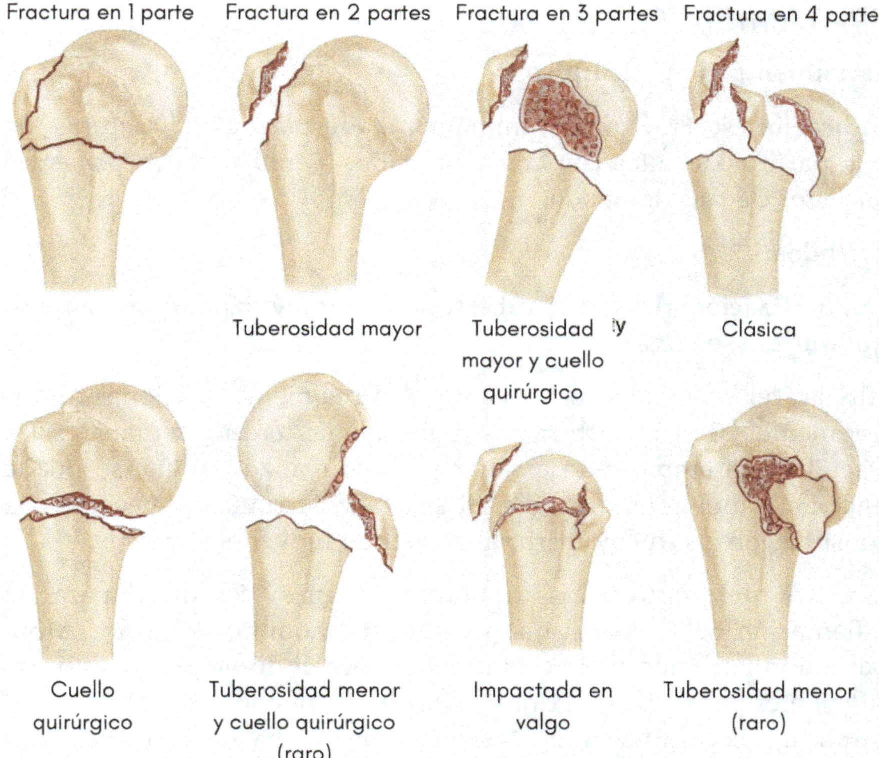

Fig. 11.1 Clasificación de Neer de las Fracturas de la Cabeza Humeral

Fractura de una parte: Sin desplazamiento o angulación significativos (<1 cm y <45 grados, respectivamente).

Fractura de dos partes: Desplazamiento de un fragmento en relación con los otros.

Fractura de tres partes: Involucra el cuello quirúrgico y un tubérculo.

Fractura de cuatro partes: Involucra el cuello quirúrgico, ambos tubérculos y la cabeza humeral.

TRATAMIENTO

Tratamiento No Quirúrgico

Indicaciones: Fracturas mínimamente desplazadas (fracturas de una parte), pacientes con comorbilidades significativas o pacientes ancianos de baja demanda.

Métodos:

Inmovilización: Usar un cabestrillo o inmovilizador de hombro durante 2-3 semanas.

Aliviará el dolor agudo y evitará el movimiento adicional de los fragmentos de la fractura. después de la tercera semana, si la fractura está empezando a sanar y no se realizó cirugía, se puede iniciar un movimiento suave. Si se realizó cirugía, es necesaria la consulta con el cirujano para saber cuándo mover el hombro.

Manejo del dolor: los tratamientos más comunes para la inflamación del dolor en una fractura del hombro serían los AINE para la inflamación y el acetaminofén para el dolor. Si estos no son suficientes para aliviar el dolor, entonces se pueden recetar opioides como la oxicontina o el Norco en dosis bajas y usarlos con precaución.

Terapia física: después del período de dos a tres semanas de inmovilización, si no se ha realizado cirugía, puede comenzar una terapia física suave. Los ejercicios tempranos de rango de movimiento pasivo, que progresan a ejercicios activos y de fortalecimiento, se realizan a un ritmo que depende de la tolerancia al dolor del paciente. Las fracturas de hombro notoriamente duelen mucho y un terapeuta que es amable pero persistente puede lograr un rango de movimiento casi completo en un período de dos a tres meses.

TRATAMIENTO QUIRÚRGICO

Indicaciones: en los casos en que las fracturas son complicadas y hay fragmentos desplazados, fracturas de tres o cuatro partes, ocasionalmente con compromiso vascular, está indicada la cirugía. En un paciente más joven, se puede utilizar la reducción abierta y la fijación interna o clavos. En los pacientes de edad avanzada, el hueso suele ser blando o quebradizo y es difícil utilizar la fijación, pero se debe intentar estabilizar estas fracturas lo mejor posible. A continuación, analizamos varios métodos de fijación de fracturas.

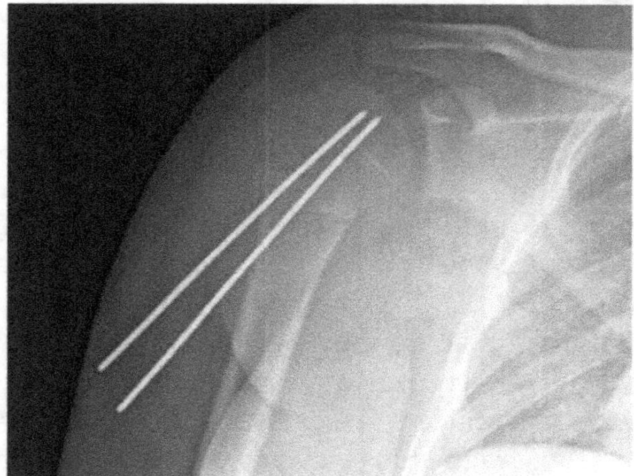

Radiografía postoperatoria tras procedimiento de fijación percutánea pediátrica. (los clavos se retirarán una vez que la curación inicial esté completa, aproximadamente en tres semanas)

Fig. 11.2 Clavado Percutáneo

Métodos Quirúrgicos: Reducción cerrada y clavado percutáneo: esta técnica se puede utilizar para fracturas menos complejas y especialmente en pacientes jóvenes con huesos fuertes y en buen estado. Este procedimiento se realiza utilizando un intensificador de imágenes de rayos X para la localización de los fragmentos de la fractura y la alineación de las agujas. Se utiliza un taladro motorizado para colocar las agujas de manera eficiente y precisa.

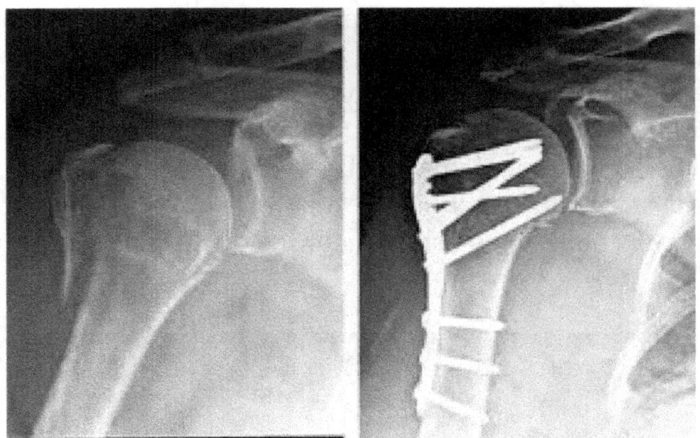

Fig. 11.3 Reducción Abierta y Fijación

Interna Reducción abierta y fijación interna (RAFI): Utilizando placas y tornillos, a menudo para fracturas desplazadas de dos partes, tres partes y algunas de cuatro partes. Esto implica una exposición amplia y abierta, moviendo la piel y los músculos con una visualización directa de los fragmentos de la fractura y su desplazamiento. Se utilizan placas y tornillos, y a veces varillas, para asegurar estos fragmentos en la mejor posición posible.

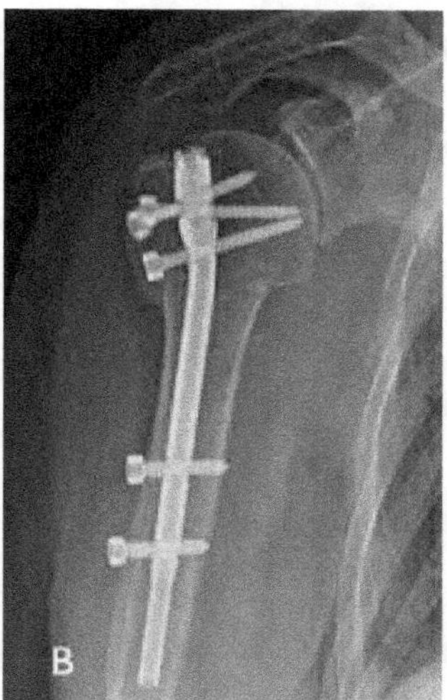

Fig. 11.4 Enclavado Intramedular

Enclavado intramedular: Para fracturas seleccionadas que involucran el cuello quirúrgico, se introduce una varilla de metal a través de la cabeza humeral hasta la diáfisis del húmero, asegurando así el hueso. Esto es análogo a unir un helado a un cono en una posición anatómica. Una vez más, se utiliza el intensificador de imágenes de rayos X en este caso.

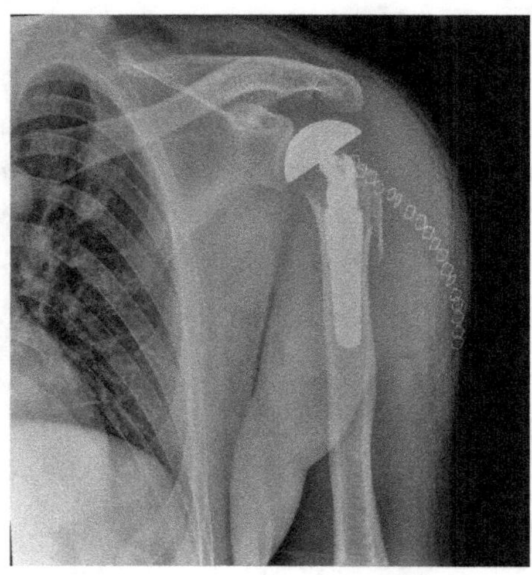

Fig. 11.5 Hemiartroplastia

Hemiartroplastia: Reemplazo de la cabeza humeral, típicamente para fracturas de cuatro partes o en casos con conminución de la cabeza. Esto se hace porque los fragmentos son tan pequeños y frágiles y han perdido su suministro de sangre que la curación sería muy difícil y no anatómica. El cirujano coloca cuidadosamente una bola de metal con un vástago que baja hacia la diáfisis humeral para proporcionar un resultado funcional y relativamente indoloro para el paciente. Ver Capítulo 10.

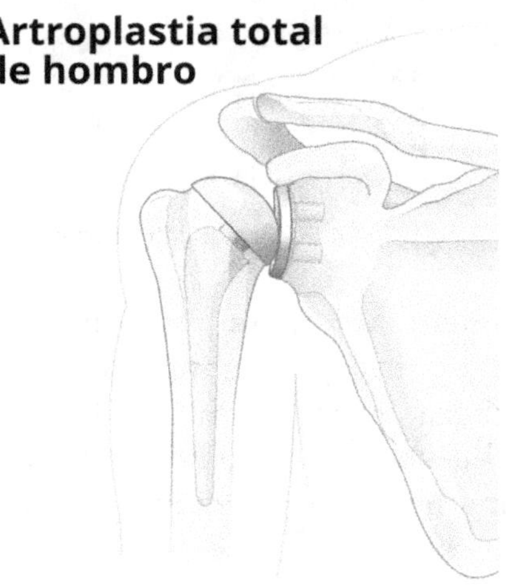

Fig. 11.6 Hombro Total

La artroplastia total de hombro (TSA), también conocida como cirugía de reemplazo de hombro, se realiza para aliviar el dolor y restaurar la función en pacientes con artritis o daño severo en la articulación del hombro. Es un requisito que el paciente todavía tenga un manguito rotador intacto para realizar este procedimiento. No es inusual en mi experiencia que las fracturas de la cabeza humeral ocurran en pacientes con hombros artríticos. Dependiendo del nivel de actividad anticipado del paciente después de la recuperación, una TSA es una buena opción. Aquí hay una descripción paso a paso del procedimiento:

PREPARACIÓN PREOPERATORIA

Anestesia: El paciente recibe anestesia general o un bloqueo nervioso regional para asegurar que no sienta dolor y esté inconsciente durante el procedimiento.

Posicionamiento: El paciente se coloca en una posición semireclinada, a menudo denominada posición de **"silla de playa"**, para proporcionar al cirujano un acceso óptimo a la articulación del hombro.

PROCEDIMIENTO QUIRÚRGICO

Incisión: Se realiza una incisión deltopectoral desde justo por encima de la clavícula hasta el músculo deltoides. Esto permite el acceso a la articulación del hombro sin cortar los músculos principales.

Exposición: Los músculos deltoides y pectoral se separan cuidadosamente. La vena cefálica generalmente se retrae lateral o medialmente para protegerla durante el procedimiento.

Disección: El tendón subescapular se libera o se divide para exponer la cápsula articular. Luego, se abre la cápsula articular para revelar la cabeza humeral.

Resección de la Cabeza Humeral: La cabeza humeral se disloca de la glenoides. Luego, la cabeza humeral se corta con una sierra quirúrgica y se prepara el canal humeral para recibir el vástago protésico. Esto implica escariar el canal al tamaño y la forma apropiados.

Preparación de la Glenoides: La cavidad glenoidea se prepara quitando el cartílago restante y dando forma al hueso para que se ajuste al componente glenoideo. Se puede extirpar una pequeña cantidad de hueso para crear una superficie plana.

Colocación del Implante:

Componente Humeral: El vástago humeral se inserta en el canal humeral y el componente de cabeza humeral del tamaño adecuado se une al vástago.

Componente Glenoideo: El componente glenoideo se cementa o se ajusta a presión en la cavidad glenoidea preparada.

Reducción y Estabilidad: El componente de la cabeza humeral se reduce en el componente glenoideo para asegurar un ajuste y una estabilidad adecuados. Se verifica el rango de movimiento y la estabilidad de la articulación para asegurar una alineación y función adecuadas.

Cierre: Se repara el tendón subescapular y los músculos y tejidos se cierran meticulosamente en capas. Se pueden colocar drenajes para eliminar el exceso de líquido del sitio quirúrgico.

Cierre de la Herida: La piel se cierra con suturas o grapas y se aplica un apósito estéril.

CUIDADO POSTOPERATORIO

Recuperación: El paciente es llevado a la sala de recuperación y monitoreado hasta que desaparece la anestesia. Se inicia el manejo del dolor.

Inmovilización: El brazo se coloca típicamente en un cabestrillo para inmovilizar el hombro y permitir la curación inicial.

Rehabilitación: La terapia física comienza poco después de la cirugía para restaurar el rango de movimiento y fortalecer los músculos del hombro. La rehabilitación es una parte crucial del proceso de recuperación y continúa durante varios meses. Se usa un cabestrillo según sea necesario para aliviar el dolor y proteger la cirugía. Dependiendo de la tolerancia al dolor del paciente, el cabestrillo se puede usar hasta por tres o cuatro meses, pero se debe alentar al paciente a eliminar el cabestrillo tanto como sea posible o lo antes posible.

SEGUIMIENTO

Son necesarias citas de seguimiento regulares para monitorear el proceso de curación, verificar la función de los componentes protésicos y asegurar que el paciente esté progresando bien con la rehabilitación. No solo se realizan exámenes físicos e historial en cada visita, sino que también se necesitan radiografías para determinar la posición de los implantes.

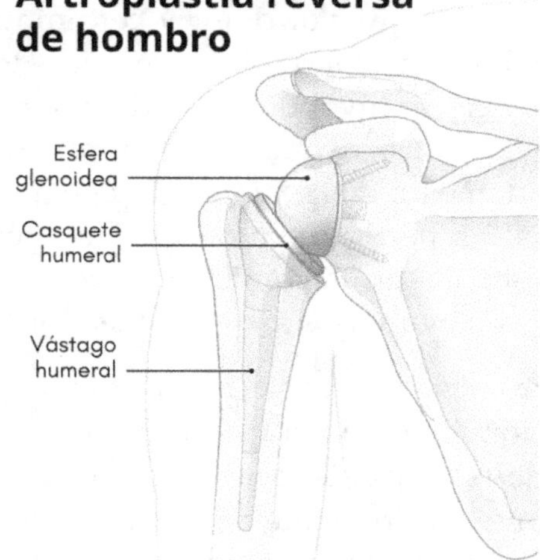

Fig. 11.7 Artroplastia Total Inversa de Hombro

Artroplastia total inversa de hombro: Se utiliza cada vez más para fracturas complejas, especialmente en adultos mayores con mala calidad ósea o patología preexistente del manguito rotador. Esto implica un reemplazo quirúrgico extenso y detallado de la cabeza humeral, así como de la glenoides. El procedimiento quirúrgico en detalle se analiza específicamente en el **Capítulo 10**.

CUIDADO POSTOPERATORIO

Básicamente, para todos los tratamientos quirúrgicos, el cuidado postoperatorio es esencialmente el mismo.

Inmovilización: Inicialmente, esto se realiza durante la cirugía después de aplicar apósitos quirúrgicos en la herida. Se utiliza y se usa un cabestrillo o inmovilizador de hombro durante las próximas cuatro a seis semanas. Por supuesto, los cambios de apósito se realizan durante esas cuatro a seis semanas por una enfermera durante las visitas semanales al consultorio del médico.

Manejo del dolor: El dolor quirúrgico suele ser muy intenso durante las primeras 48 a 72 horas. Después de eso, este dolor generalmente se reduce a un nivel moderado. Utilizamos una escala de cero a 10, siendo 10 el mayor dolor y cero ningún dolor. En mi experiencia con los pacientes, la mayoría de los pacientes postoperatorios tienen un nivel de dolor de nueve o diez. Después de las primeras 72 horas, disminuye a aproximadamente 7 o 6 durante aproximadamente dos semanas. Luego, por lo general, está en el rango de 2 a 3 a partir de entonces. En algunos pacientes, el dolor puede persistir de forma crónica y requerir un especialista en manejo del dolor para ayudarlos a vivir con el dolor en el hombro.

Rehabilitación: Se inicia la terapia física gradual con **movimiento pasivo**. Aquí es donde el fisioterapeuta levanta el brazo en varias direcciones para que el paciente recupere el rango de movimiento. A continuación, se anima al paciente a mover el brazo por sí solo con la ayuda del fisioterapeuta. Esto se llama asistencia activa.

Luego, la terapia progresa al **movimiento activo** por el propio paciente en un programa de fortalecimiento que comienza con pesos muy pequeños, como una libra. Los ejercicios de fortalecimiento se realizan en todas las direcciones.

Rara vez se logra un rango de movimiento completo con el implante de hombro invertido.

SEGUIMIENTO

Son necesarias citas de seguimiento regulares semanales para monitorear el proceso de curación, verificar la función de los componentes protésicos y asegurar que el paciente esté progresando bien con la rehabilitación. los pacientes deben esperar un examen físico de la herida del hombro, así como una radiografía del implante.

COMPLICACIONES

Las complicaciones pueden incluir:

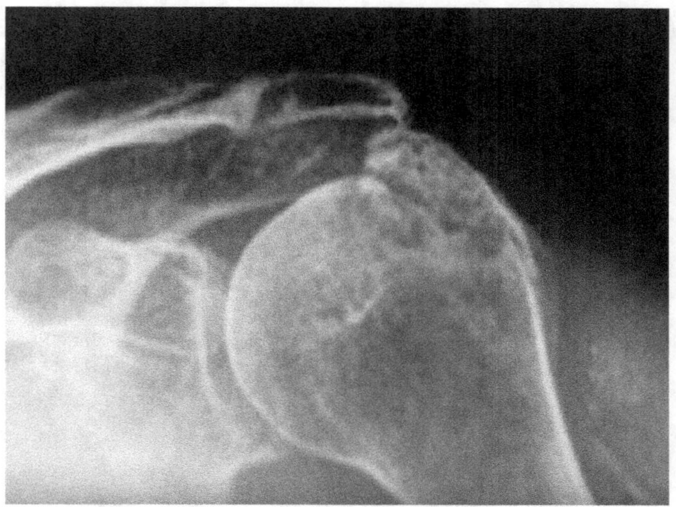

Fig. 11.8 Seudoartrosis de la Fractura de la Cabeza Humeral

COMPLICACIONES

Las complicaciones pueden incluir seudoartrosis, necrosis bacteriana, así como infección e imposibilidad de lograr el objetivo de un rango de movimiento completo y sin dolor.

La **seudoartrosis** ocurre cuando los huesos no se unen hueso con hueso. La **consolidación viciosa** es cuando los huesos sanan fuera de posición y con deformidad. Ambos tipos de fallas para unirse en una posición relativamente anatómica pueden causar problemas para el paciente. En particular, la seudoartrosis puede causar dolor crónico. Cada caso es muy individualizado en términos de una solución intentada.

La **necrosis avascular** es otra complicación de las fracturas de la cabeza humeral. Los fragmentos que se rompen pierden su suministro de sangre y el hueso muere.

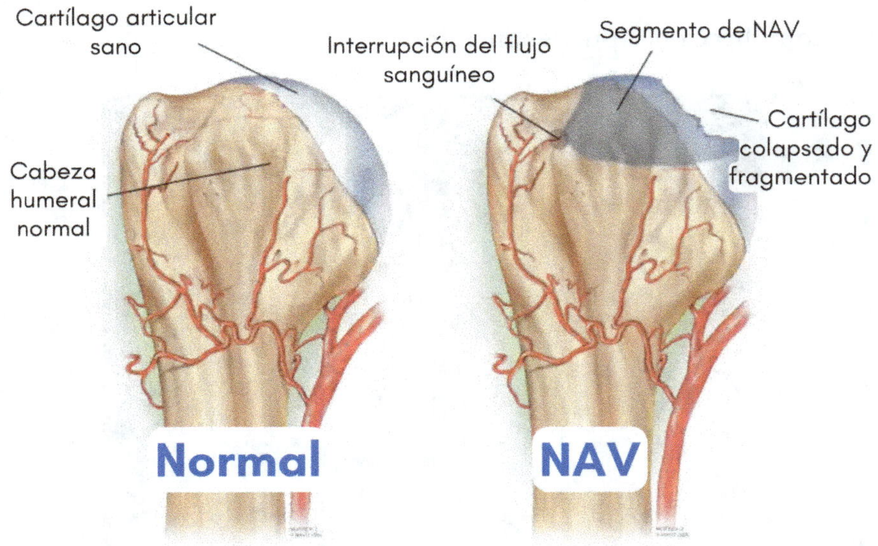

Fig. 11.9 Necrosis Avascular de la Cabeza Humeral

La **necrosis avascular** de la cabeza humeral, especialmente en fracturas de cuatro partes. El término avascular significa, literalmente, sin suministro de sangre. Esto indica que el fragmento de hueso que se desconecta en una fractura de 4 partes de cualquier músculo o tejido blando pierde su suministro de sangre en el momento de la fractura y no sana. Este hueso eventualmente muere y causa deformidad y dolor. Por lo general, la solución es hacer una **hemiartroplastia** del hombro, reemplazando la cabeza humeral o realizando un **hombro total**, reemplazando la cabeza humeral y la glenoides. Ambos procedimientos quirúrgicos se describen en detalle en el capítulo 10. Si hay un manguito rotador muy desgarrado que no se puede reparar, se recomienda un **hombro total inverso**.

La **lesión del nervio** puede ocurrir particularmente en el nervio axilar. Puede dañarse en la lesión original de la fractura. Además, ocasionalmente, el nervio axilar se daña durante la cirugía. No existe una buena solución para un nervio axilar dañado que suministra la función motora del músculo deltoides.

La rigidez del hombro y la reducción del rango de movimiento son un resultado común de las fracturas graves de la cabeza humeral. La fisioterapia y el **manejo del dolor** combinados son las únicas soluciones para este tipo de problema. Muchas veces, a pesar de un rango de movimiento limitado y rigidez, la función se conserva, por lo que, idealmente, el paciente puede continuar con sus actividades normales de la vida diaria a pesar de sus limitaciones en el movimiento.

La **infección** es casi siempre el resultado de la contaminación quirúrgica. Ocasionalmente, un paciente tiene una infección en otra parte de su cuerpo en el momento del accidente, y la infección se disemina a través del torrente sanguíneo hasta el hombro. El tratamiento para este tipo de infección es la administración de antibióticos por vía intravenosa. Puede ser necesario un solo antibiótico o una combinación de antibióticos para curar este tipo de infección. Siempre existe el riesgo de osteomielitis (infección ósea), la cual puede ser extremadamente difícil de tratar.

Ocasionalmente, se desarrolla el **síndrome de dolor crónico**. Hay varias causas para esto, que van desde la falta de consolidación ósea hasta infecciones o afectación nerviosa debido a cicatrices profundas. Se consulta a la especialidad de **Manejo del Dolor**, la cual es fundamental en el tratamiento de los pacientes con esta condición.

PRONÓSTICO

El pronóstico varía según la gravedad de la fractura y la adherencia del paciente a la rehabilitación. En general, las fracturas no desplazadas tienen un buen pronóstico con tratamiento conservador, mientras que las fracturas desplazadas pueden tener resultados variables según el éxito de la cirugía, la rehabilitación postoperatoria y la edad del paciente.

12 FRACTURAS DE LA ESCÁPULA (OMÓPLATO)

LAS FRACTURAS DE LA ESCÁPULA SON LESIONES RELATIVAMENTE POCO comunes, y representan aproximadamente el 1% de todas las fracturas y el 3-5% de las fracturas que involucran la cintura escapular. Debido a la fuerte estructura ósea de la escápula y su posición protegida detrás de la caja torácica, se requiere un traumatismo importante para causar estas fracturas.

ESQUEMA DE LAS FRACTURAS DE LA ESCÁPULA:

Anatomía del hombro. Huesos y cápsula articular

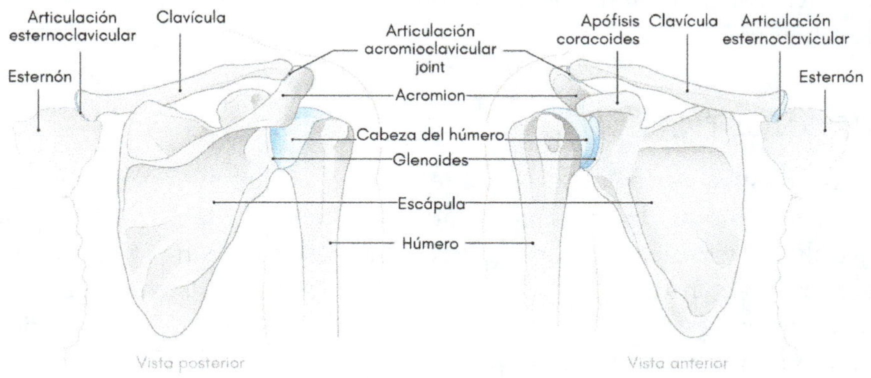

Fig. 12.1 Anatomía de la escápula

ANATOMÍA INVOLUCRADA

Cuerpo de la escápula: Es el sitio más común (50-60%) de fracturas de la escápula).

Las fracturas del **cuello de la escápula** comprenden el 25% de las fracturas de la escápula.

Las fracturas de **acromion** representan el 8-12% de los casos de fracturas de hombro.

La porción **glenoidea** de la **escápula** involucra la superficie articular y puede ser intraarticular (involucrando la fosa glenoidea). Esto es muy malo para la articulación.

La **apófisis coracoides** de la **escápula** es menos común, pero ocurre en aproximadamente el 7-10% de las fracturas de la escápula.

Las fracturas de la **espina de la escápula** son raras, pero pueden ocurrir por traumatismo directo.

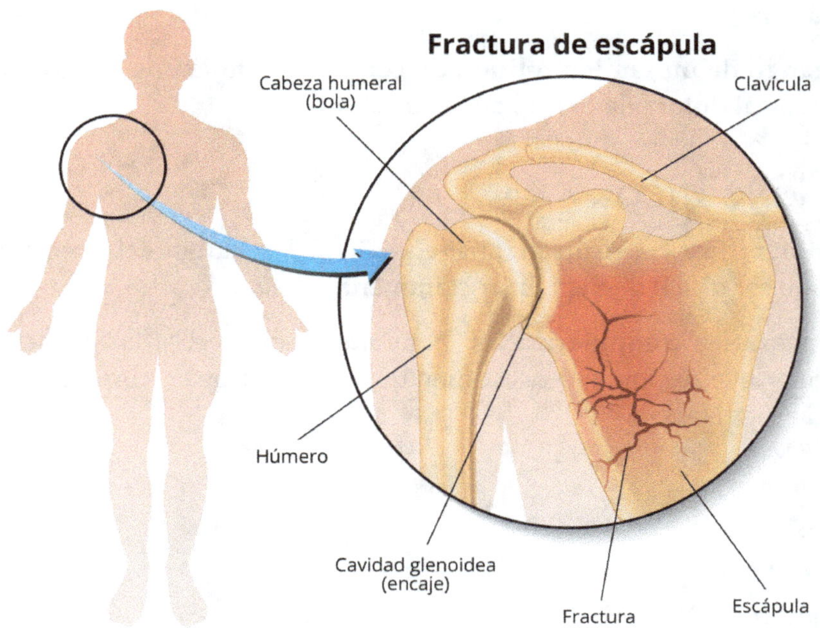

Fig. 12.2 Fractura del cuerpo de la escápula

MECANISMO DE LA LESIÓN

Traumatismo de alta energía: La mayoría de las fracturas de la escápula son causadas por mecanismos de alta energía como accidentes automovilísticos, caídas desde alturas importantes o traumatismos directos (p. ej., impacto de deportes de contacto).

Lesiones asociadas: Debido a la alta fuerza involucrada, las fracturas de la escápula a menudo ocurren con otras lesiones como fracturas de costillas, contusiones pulmonares, fracturas de clavícula o lesiones en la cabeza, la columna vertebral y el pecho.

PRESENTACIÓN CLÍNICA

El dolor y la sensibilidad es un dolor localizado alrededor de la escápula, especialmente con el movimiento del hombro y es muy común.

Puede haber hinchazón y hematomas evidentes alrededor de la escápula.

El rango de movimiento limitado con los movimientos del hombro se debe al dolor o la disrupción estructural.

DIAGNÓSTICO

Radiografías: Se realizan imágenes iniciales, aunque la escápula puede ser difícil de visualizar claramente.

Tomografías computarizadas: A menudo son necesarias para una mejor evaluación, especialmente en fracturas complejas o intraarticulares.

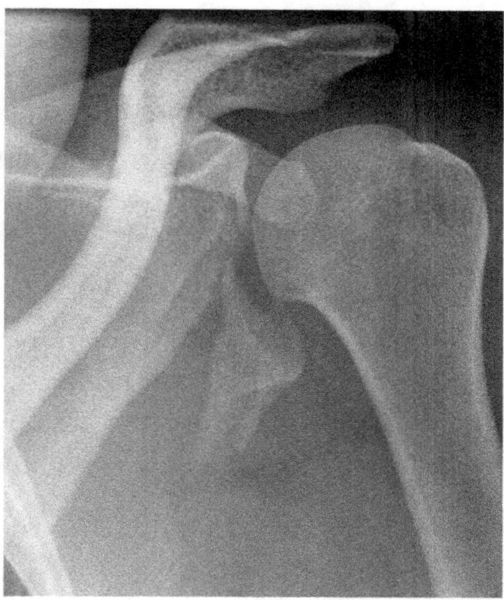

Fig. 12.3.1 Radiografía de fractura de cuello de escápula

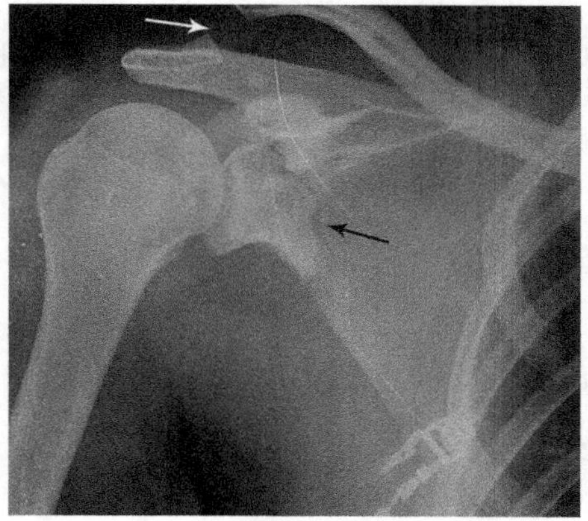

Fig. 12.3.2 Radiografía Cuello de Escápula

DIAGNÓSTICO

Dependiendo de qué área de la escápula se encuentre la fractura, se determina el tratamiento.

Como se señaló anteriormente, hay fracturas del cuerpo, cuello, apófisis coracoides, glenoides, acromion y columna.

MANEJO

Tratamiento no operatorio: La mayoría de las fracturas de la escápula (80-90%) se pueden tratar de forma no quirúrgica con inmovilización (p. ej., cabestrillo), reposo y rehabilitación. Indicado para fracturas con desplazamiento mínimo o fracturas extraarticulares.

Tratamiento quirúrgico: Requerido para fracturas que involucran la fosa glenoidea (superficie articular), fracturas significativamente desplazadas o aquellas asociadas con otras lesiones que requieren intervención quirúrgica (p. ej., fracturas de clavícula o costillas).

La reducción abierta y la fijación interna de las fracturas es necesaria para todas estas lesiones. La escápula es un hueso profundo con una gran cantidad de estructura neurovascular que lo rodea y es una cirugía muy compleja que solo debe realizarla alguien con experiencia en este tipo de procedimientos de hombro. Cada caso es único y el abordaje quirúrgico tiene que ser diferente, los dispositivos de fijación interna también tienen que ser personalizados para este tipo de procedimiento.

REHABILITACIÓN

La fisioterapia temprana se enfoca en restaurar el rango de movimiento y fortalecer los músculos circundantes.

El regreso a la actividad completa se observa típicamente dentro de 6-12 semanas, dependiendo de la gravedad y el curso del tratamiento.

El **pronóstico** es generalmente bueno con el manejo no operatorio para la mayoría de las fracturas.

Los casos quirúrgicos que involucran la glenoides o fracturas desplazadas pueden tener una recuperación más prolongada y un riesgo de complicaciones como artritis o inestabilidad del hombro.

CONCLUSIÓN

Comprender las complejidades del hombro, una de las articulaciones más móviles y versátiles del cuerpo humano, es crucial para cualquier persona que enfrente una lesión, cirugía o dolor crónico. Como hemos explorado a lo largo de esta guía, la anatomía única del hombro permite un increíble rango de movimiento, pero también lo hace susceptible a diversas afecciones y lesiones.

Su camino hacia la recuperación o el manejo de una afección del hombro es profundamente personal.

Ya sea que sea un atleta ansioso por regresar a su deporte, alguien que busca alivio de las molestias diarias o un paciente que se prepara para una cirugía, el conocimiento es su mayor aliado. Al comprender las causas subyacentes de los problemas del hombro, las opciones de tratamiento disponibles y los pasos que puede seguir para mantener la salud del hombro, se empodera para tomar decisiones informadas.

A medida que avance, recuerde que la curación requiere tiempo y esfuerzo. Manténgase proactivo en su tratamiento, comuníquese abiertamente con sus proveedores de atención médica y no dude en buscar apoyo cuando sea necesario. Su compromiso con su salud y bienestar es la clave para lograr el mejor resultado posible.

Gracias por confiar en esta guía para ayudarlo en su viaje. Brindemos por un futuro lleno de fuerza, movilidad y una vida sin dolor.

Resumen y Recomendaciones Finales

"Su Hombro Doloroso" te ha llevado a una exploración integral de la articulación del hombro, su anatomía, lesiones comunes y las diversas opciones de tratamiento disponibles. Ya sea que estés lidiando con un desgarro del manguito rotador, un pinzamiento del hombro, inestabilidad, artritis u otras afecciones, comprender la estructura y función del hombro es el primer paso en tu camino hacia la recuperación.

PUNTOS CLAVE:

Anatomía y Función:

El hombro es una articulación compleja que permite una amplia gama de movimientos, pero su complejidad lo hace propenso a la inestabilidad y las lesiones.

Estructuras clave como el manguito rotador, el labrum y varios tendones y ligamentos desempeñan un papel crucial en el mantenimiento de la estabilidad y función del hombro.

Afecciones Comunes del Hombro:

Lesiones del **Manguito Rotador**: A menudo causadas por el uso excesivo o traumatismos, estas lesiones pueden variar desde inflamación (**tendinitis**) hasta desgarros completos.

Pinzamiento del Hombro: Se produce cuando los tendones del hombro se comprimen, causando dolor y movilidad limitada.

Inestabilidad del Hombro: Puede resultar de dislocaciones o subluxaciones, cuando la articulación se mueve fuera de su posición normal.

Artritis: Los cambios degenerativos en la articulación del hombro pueden provocar rigidez, dolor y reducción de la función con el tiempo.

Opciones de Diagnóstico y Tratamiento:

Un diagnóstico preciso a través de exámenes físicos, estudios de imagen y, en algunos casos, inyecciones diagnósticas es esencial para planificar un tratamiento efectivo.

Tratamientos No Quirúrgicos: Incluyen fisioterapia, medicamentos, inyecciones y modificaciones en la actividad para aliviar el dolor y restaurar la función.

Opciones Quirúrgicas: En casos severos, pueden ser necesarias intervenciones quirúrgicas como la reparación del manguito rotador, la reparación del labrum o el reemplazo del hombro.

Comprender los riesgos, beneficios y el proceso de recuperación es clave para tomar una decisión informada.

Rehabilitación y Recuperación

La rehabilitación es un componente fundamental de la recuperación, ya sea que se realice una cirugía o se sigan tratamientos no quirúrgicos. Un programa estructurado de fisioterapia, adaptado a tu condición específica, puede mejorar significativamente los resultados.

Paciencia y compromiso con tu plan de rehabilitación son esenciales, ya que la recuperación del hombro puede ser un proceso gradual.

Mantente informado: El conocimiento es poder. Continúa educándote sobre tu condición y opciones de tratamiento para tomar decisiones seguras y abogar por tu bienestar.

Comunícate con tu equipo médico: La comunicación abierta con tu cirujano, fisioterapeuta y otros profesionales de la salud es crucial. No dudes en hacer preguntas, expresar preocupaciones y buscar aclaraciones cuando sea necesario.

Comprométete con tu recuperación: Ya sea mediante fisioterapia, cambios en el estilo de vida o recuperación postquirúrgica, tu dedicación influirá enormemente en los resultados. Sigue tu plan de tratamiento con disciplina y mantén una mentalidad positiva.

Prevén futuros problemas: Incorpora ejercicios de fortalecimiento del hombro, una postura adecuada y ajustes ergonómicos en tu rutina diaria para evitar nuevas lesiones o problemas.

AGRADECIMIENTOS

Sin la ayuda experta de Michael Silver, B.S., M.A., no habría podido producir este libro. Es un experto en software de computadora, imágenes 3D y la fabricación de modelos médicos utilizados por cirujanos para entrenamiento. Con su formación en anatomía, pudo ayudar a editar este complejo libro y me enseñó a aprovechar mejor mi tiempo y conocimientos. Gracias, Michael, por tu tiempo, experiencia y amor. Y, por cierto, él es mi hijo.

También quiero agradecer a mi esposa, Lynnette, por su amor inquebrantable y apoyo durante todo este proceso de escritura. Su dedicación me permitió concentrarme en la tarea durante muchos meses. También estoy profundamente agradecido con mi hermana Sheryl, mi hija Sophia y mi nieta Lily por su amor y aliento. Asimismo, mi hijo Stephen, su esposa Mary, y mis otros nietos, Ella y Felix, me han brindado un apoyo y amor inagotables. Toda mi familia ha sido una verdadera bendición en mi vida.

Quiero extender mi gratitud a Sofía Castaño y Andrés Herrera por su valiosa asistencia profesional en el desarrollo de este libro. Gracias también a todo el equipo de Spine Publishing.

Durante mis 46 años de práctica ortopédica, y por más de 20 de esos años, tuve dos personas clave que fueron fundamentales en el cuidado de los pacientes y la organización de mi práctica. Mi gerente de oficina y enfermera, Alicia Armas-Castrellon, LVN, fue invaluable para mantener el funcionamiento eficiente de mi consulta y garantizar la satisfacción de los pacientes.

Mi otra enfermera, Jackie Moran, M.A., fue excepcional en la atención directa al paciente y me asistió de muchas maneras a lo largo de los años. Sus contribuciones fueron, en mi opinión, esenciales para que pudiera recopilar las experiencias referenciadas en este libro.

LISTA DE FIGURAS

1. ANATOMÍA Y BIOMECÁNICA DEL HOMBRO

2. LESIONES DEL MANGUITO ROTADOR

3. LUXACIÓN Y SUBLUXACIÓN DEL HOMBRO

4. IMPINGEMENT DEL HOMBRO

5. DESGARROS DEL LABRUM

6. HOMBRO CONGELADO

7. DESAFÍOS Y COMPLICACIONES COMUNES EN CIRUGÍA DEL MANGUITO ROTADOR

8. SEPARACIONES ACROMIOCLAVICULARES (A-C) Y ARTRITIS